张孝德 杨 俊 关志明 主编

实用呼吸内科学

SHIYONG HUXI NEIKEXUE

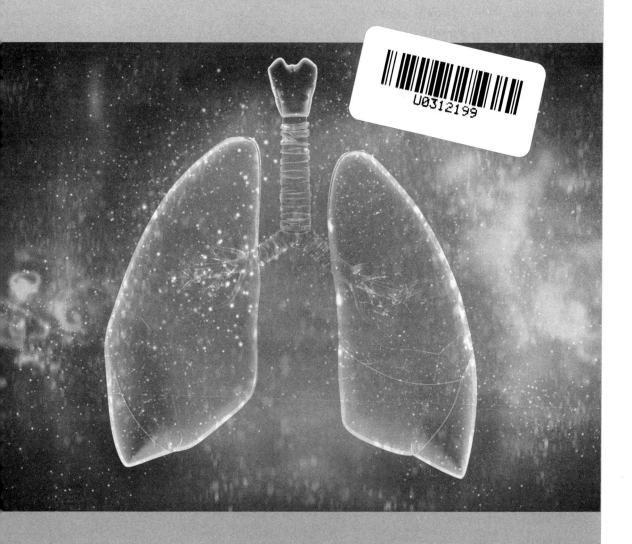

江西科学技术出版社

江西·南昌

图书在版编目（CIP）数据

实用呼吸内科学/张孝德, 杨俊, 关志明主编. –
南昌：江西科学技术出版社, 2019.3（2023.7重印）
　ISBN 978-7-5390-6751-3

　Ⅰ.①实… Ⅱ.①张… ②杨… ③关… Ⅲ.①呼吸系
统疾病 – 诊疗 Ⅳ.①R56

中国版本图书馆CIP数据核字（2019）第040910号

国际互联网（Internet）地址：
http://www.jxkjcbs.com
选题序号：**ZK2018468**
图书代码：**B19029-102**

实用呼吸内科学　　　　　　　　　　　　张孝德　　杨俊　　关志明　　主编

出版 发行	江西科学技术出版社
社址	南昌市蓼洲街2号附1号
	邮编：330009　电话：（0791）86623491　86639342（传真）
印刷	永清县晔盛亚胶印有限公司
经销	各地新华书店
开本	787 mm×1092 mm　1/16
字数	130千字
印张	7.5
版次	2019年3月第1版　2023年7月第2次印刷
书号	ISBN 978-7-5390-6751-3
定价	42.00元

赣版权登字-03-2019-156

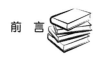

前　言

　　随着工业的发展,空气污染严重,呼吸道疾病日益增多,所以医院设立呼吸内科是非常有必要的,呼吸系统疾病主要分以下几种、肺部感染、全身疾病的肺部表现、弥漫性肺部疾病、慢性阻塞性肺疾病和哮喘、肺循环疾病、通气调节功能障碍性疾病、少见肺部疾病、急性呼吸窘迫综合征、机械通气和呼吸监护、肺癌等。

　　本书首先对呼吸内科以及呼吸系统疾病的基础理论与诊断进行概述,然后分别对以上呼吸系统疾病进行辩证诊断与论治。全书内容全面、丰富、实用,很有指导意义,可供广大医务人员,尤其呼吸专业人员参考。

　　由于本书包罗内容较多,涉及知识较烦琐,编写人员较多,各章节内容的格式、深度和广度可能并不一致,且谬误无可避免,敬请广大读者批评指正。

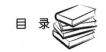

目 录

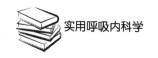

第一章　绪论

第一节　呼吸与呼吸内科

一、呼吸概念

呼吸,是指机体与外界环境之间气体交换的过程。人的呼吸过程包括三个互相联系的环节:外呼吸,包括肺通气和肺换气;气体在血液中的运输;内呼吸,指组织细胞与血液间的气体交换。正常成人安静时呼吸一次为 6.4 秒为最佳,每次吸入和呼出的气体量大约为 500ml,称为潮气量。当人用力吸气,一直到不能再吸的时候为止;然后再用力呼气,一直呼到不能再呼的时候为止,这时呼出的气体量称为肺活量。正常成人男子肺活量为 3500~4000ml,女子为 2500~3500ml。一个呼吸分为三个部分:呼气、屏息、吸气。

(一)呼气和吸气,是生物机体和外界进行气体交换的活动

《素问·平人气象论》:"岐伯对曰:'人一呼,脉再动;一吸,脉亦再动;呼吸定息,脉五动。'"汉平人就是常人,及正常人。一次呼气手上的脉跳两下,一次吸气手上的脉也是跳两下,呼气与吸气之间有停顿脉跳一下,所以,人一次呼吸脉搏跳五次。

董仲舒《春秋繁露·人副天数》:"鼻口呼吸,象风气也。"

宋苏轼《广慧禅师真赞》:"堂堂总公,僧中之龙,呼吸为云,噫欠为风。"

老舍《骆驼祥子》十五:"一直到呼吸已有些急促,他才懒懒地爬上来。"

(二)道家导引吐纳的养生术

《庄子·刻意》:"吹呴呼吸,吐故纳新,熊经鸟申,为寿而已矣。"

成玄英疏:"斯皆导引神气,以养形魂,延年之道,驻形之术。"

晋葛洪《抱朴子·对俗》:"得道之士,呼吸之术既备,服食之要又该。"

唐温庭筠《秋日》诗:"沉机日寂寥,葆素常呼吸。"引申指长生、长寿。

明徐渭《代贺严公生日启》:"年高德劭,永调伊傅之盐梅;主圣臣贤,远迈乔松之

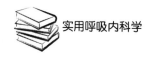

呼吸。"

（三）一呼一吸，顷刻之间

《孔丛子·论势》："齐楚远而难恃，秦魏呼吸而至，舍近而求远，是以虚名自累而不免近敌之困者也。"

《晋书·郗鉴传》："决胜负於一朝，定成败於呼吸。"

明孔贞运《明资政大夫兵部尚书节寰袁公墓志铭》："公（袁可立）亲诣沈帅，俾谕性忠，立刻解兵柄，而事遂寝。地方竟不知有异变者，其呼吸定，倾不烦声如此。"

《东周列国志》第八十二回："吴兵长驱，已过嬴博，国家安危，在于呼吸。"

（四）比喻轻而易举

宋司马光《刘道原〈十国纪年〉序》："方介甫（王安石）用事，呼吸成祸福，凡有施置，举天下莫能夺。"

清恽敬《国子监生钱君墓志铭》："君从叔父文敏公维城享大名，呼吸可致人青云。"

（五）犹呼应

清梁章钜《浪迹丛谈·苏斋师说杜诗》："《咏桃树》一首……中四句乃指往日言之。'旧'字'非'字，正相呼吸。"参见"呼应"。

（六）喻指诵读

唐范摅《云溪友议》卷八："（南中丞）转黔南经略使，大更风俗，凡是溪坞，呼吸文字皆同秦汉之音。"

（七）犹吞吐，形容气盛势大

唐李白《经乱离后书怀赠韦太守良宰》诗："君王弃北海，扫地借长鲸。呼吸走百川，燕然可摧倾。"

明宋濂《国朝名臣序颂·廉希宪》："天启景运，挺生人豪。豹略龙韬，呼吸风涛。"

（八）吸入；摄取

《尚书大传》卷一下："阳盛则吁荼万物而养之外也，阴盛则呼吸万物而藏之内也。"郑玄注："吁荼，气出而温；呼吸，气入而寒。"

汉王符《潜夫论·交际》："鸾凤……呼吸阳露，旷旬不食。"

（九）招致；汲引

唐李白《登广武古战场怀古》诗："项王气盖世，紫电明双瞳，呼吸八千人，横行起

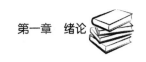

江东。"

　　唐元稹《唐故万州刺史刘君墓志铭》："宰相段文昌在蜀时,爱君之磊落善呼吸人,遂相奏天子,以君为殿中侍御史、银州长史、知刺史事。"

　　明梁云构《袁节寰晋大司马奉命乘传锦还序》："长城克壮,更呼吸岛帅,驶千帆继其糒。"

　　(十)声气;讯息

　　清张岱《陶庵梦忆·定海水操》："水操用大战船……往来如织,舳舻相隔,呼吸难通。"

　　清蒲松龄《聊斋志异·金和尚》："金又广结纳,即千里外呼吸亦相通。"

　　鲁迅《集外集拾遗·<不走正路的安得伦>小引》引珂刚《伟大的十年的文学》："他吐着革命的呼吸,而同时也爱人生。"

　　(十一)指呼出的空气

　　曹禺《北京人》第三幕："大清早出来,人们的呼吸在寒冷的空气里凝成乳白色的热气。"

　　(十二)深呼吸

　　很多人在情绪紧张的时候,可以通过深呼吸来调节与缓和心理情绪,很多心理学家就利用这点来达到帮助病人放松的方法。

二、呼吸内科及其发展

　　呼吸内科为现代西医中一个科室。常见病症有肺炎杆菌肺炎、急性肺脓肿、肺炎球菌肺炎、哮喘、金黄色葡萄球菌肺炎、肺曲菌病、肺念珠菌病、肺泡蛋白质沉积症、疱疹性咽峡炎、病毒性肺炎、矽肺、肺放线菌病、单纯性肺嗜酸粒细胞浸润症、哮喘性肺嗜酸粒细胞浸润症、阻塞性肺气肿支气管扩张、脱屑性间质性肺炎、免疫缺陷者肺炎、特发性阻塞性细支气管炎伴机化性肺炎、呼吸性细支气管相关的间质性肺疾病。

　　(一)了解学科历史,才可以更好地发展

　　我国呼吸学科的发展大概分为结核病、肺病和和泛呼吸肺学三个阶段。每个阶段都有发展所需的社会和疾病本身的条件,既展现了当时学科发展的优势和为推动后续发展亟须解决的问题。

　　(1)结核病阶段,由于结核病的肆虐,防治、研究的主要精力都放在这,使得我国结核病的防治在当时取得很好的成效,同时又随着疾病发展的需要,拓展更多。

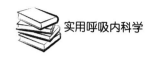

（2）第二阶段是 20 世纪 70 年代初到 90 年代中期,响应国家号召,工作重点放在防治肺病方面。此时期肺气病的防治,奠定了中国呼吸学科发展(支气管镜,血气技术都是这个时期建设起来的)。

（3）随着学科技术的不断发展,诊疗疾病的领域不断扩宽,20 世纪 90 年代中期以后,呼吸病学和危重病学捆绑发展越来越突出,呼吸危重症和介入的治疗,进入现代呼吸病学的阶段。

由以上的三个发展阶段可以看出,学科的发展需要对当前的发展现状了解,提出恰当的发展策略,知己知彼才能百战百胜。

（二）认清我国目前呼吸科的现状,尤为重要

1. 流行病学显示,呼吸疾病在我国的形势严峻

王辰院士从流行病学的发病率、患病率、死亡率、病死率、疾病负担五大指标分析,结果显示若将肺心病、肺癌计入呼吸系统疾病,呼吸系统疾病的死亡率和疾病负荷在我国农村和城市均居第一位。如:肺癌防治早期体系的建立离不开呼吸系统的防治;肺心病 90% 由慢阻肺引起等。

2. 呼吸病的防治不规范

现阶段呼吸疾病在社会及医务界中远未得到应有的重视,我国目前没有呼吸疾病的一、二、三级预防,治疗不规范。专科医生队伍建设不起来,基层和全科医生对呼吸系统疾病不重视,交叉学科没有很好的交融,相互合作等,使得目前呼吸病的防治不规范。

3. 呼吸科的发展对带动医院发展极为重要

与呼吸系统疾病交叉的学科较多,如肺癌的早期防治主要是呼吸系统;肺心病 90% 由慢阻肺引起;肺结核是呼吸学科发展的第一阶段等等,呼吸学科与急重症科、病理科、超声科、影像科、介入科、肿瘤科、心血管等科室的相互合作,共同发展,极大程度上带动了医院的发展。

4. 未来疾病的发病趋势,决定了必须重视呼吸学科的发展

吸烟和二手烟暴露、空气污染,人口老龄化、抗生素滥用出现耐药等问题,使得未来发病趋势都与呼吸系统脱离不了关系,因此重视呼吸学科的发展极为重要。

（三）切实可行的发展策略,才能促使呼吸学科的发展

1. 政府重视呼吸疾病

不仅要重视呼吸疾病,还要重视呼吸学科的发展,不仅呼吸科的医生、主任要重

视,国家卫生部、社会也要重视。呼吁政府在专科医生队伍的建设、临床科研上给予政策支持,完善呼吸疾病防治体系。

2.医院重视呼吸科的发展

医院和科室主任、医生要明确呼吸疾病的现状及呼吸科的定位,学科捆绑式发展,加强科室之间的交融、合作,共同发展。

3.加强基层、全科医生对呼吸疾病的认识

提高基层、全科医生的诊疗水平,完善预防、治疗的规范。

第二节　呼吸系统疾病

呼吸系统疾病是一种常见病、多发病,主要病变在气管、支气管、肺部及胸腔,病变轻者多咳嗽、胸痛、呼吸受影响,重者呼吸困难、缺氧,甚至呼吸衰竭而致死。在城市的死亡率占第3位,而在农村则占首位。更应重视的是由于大气污染、吸烟、人口老龄化及其他因素,使国内外的慢性阻塞性肺病(简称慢阻肺,包括慢性支气管炎、肺气肿、肺心病)、支气管哮喘、肺癌、肺部弥散性间质纤维化,以及肺部感染等疾病的发病率、死亡率有增无减。

一、疾病分类

(一)哮喘病

哮喘病简称哮喘,俗称"吼病",祖国医学称"哮证",是由多种细胞特别是肥大细胞、嗜酸性粒细胞和 T 淋巴细胞参与的慢性气道炎症;在易感者中此种炎症可引起反复发作的喘息、气促、胸闷和咳嗽等症状,多在夜间或凌晨发生;此类症状常伴有广泛而多变的呼气流速受限,但可部分地自然缓解或经治疗缓解;此种症状还伴有气道对多种刺激因子反应性增高。哮喘病可分为慢性支气管炎哮喘、过敏性哮喘、药物性哮喘、老年性哮喘、咳嗽变异性哮喘、慢性哮喘、运动性哮喘、儿童性哮喘等十几类。

(二)气管炎

气管炎是由于感染或非感染因素引起的气管、支气管黏膜炎性变化,黏液分泌增多,临床上以长期咳嗽、咯痰或伴有喘息为主要特征。本病早期症状较轻,多在冬季发作,春暖后缓解,且病程缓慢,故不为人们注意。晚期病变进展,并发阻塞性肺气肿时,肺功能遭受损害,影响健康及劳动力极大。本病为中国常见多发病之一,几十年临床

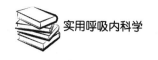

数据表明发病年龄多在 40 岁以上,吸烟患者明显高于不吸烟患者,在中国患病率北方高于南方,农村较城市发病率稍高。

(三)支气管炎

支气管炎是指气管、支气管黏膜及其周围组织的非特异性炎症。多数是由细菌或病毒感染引起的,根据流行病学的调查,主要为鼻病毒、合胞病毒、流感病毒及风疹病毒等。较常见的细菌为肺炎球菌、溶血性链球菌、葡萄球菌、流感杆菌、沙门氏菌属和白喉杆菌等。此外气温突变、粉尘、烟雾和刺激性气体也能引起支气管炎。临床上以咳嗽、咳痰或伴有喘息及反复发作为特征。又分慢性支气管炎和急性支气管炎两种。急性支气管炎以流鼻涕、发热、咳嗽、咳痰为主要症状,并有声音嘶哑、喉痛、轻微胸骨后摩擦痛。初期痰少,呈黏性,以后变为脓性。烟尘和冷空气等刺激都能使咳嗽加重。慢性支气管炎主要表现为长期咳嗽,特别是早晚咳嗽加重。如果继发感染则发热、怕冷、咳脓痰。临床数据表明冬季,是此病的高发季节。

(四)慢性阻塞性肺疾病

慢性阻塞性肺疾病(COPD),一种不可逆的慢性肺部疾病,包括两类:慢性支气管炎及肺气肿。是一种可以预防可以治疗的疾病,有一些明显的肺外效应,可加重一些患者疾病的严重程度,以不完全可逆的气流受限为特征。气流受限呈进行性加重,多与肺部对有害的颗粒和气体的异常炎症反应有关。COPD 的特征性病变气流受限,是小气道病变(闭塞性细慢性阻塞性肺病支气管炎)和肺实质破坏(肺气肿)共同作用的结果,在不同的患者中这两种原因所占的比例不同。COPD 的自然病程是可变的,且每个病人的病程都不一样。一种进行性加重的疾病,特别是当病人持续暴露于有害环境时。COPD 对病人的影响不仅取决于气流受限的程度,还取决于症状(特别是气促和活动能力的下降)的严重程度,全身效应以及有无并发症。

(五)肺心病

慢性肺源性心脏病最常见者为慢性缺氧血性肺源性心脏病,又称阻塞性肺气肿性心脏病,简称肺心病,是指由肺部胸廓或肺动脉的慢性病变引起的肺循环阻力增高,致肺动脉高压和右心室肥大,伴或不伴有右心衰竭的一类心脏病。肺心病在中国是常见病,多发病。

2000—2002 年在全国调查了二千多万人,肺心病的平均患病率为 0.4%。1992年在北京、湖北、辽宁某些地区农民中普查了十万余人,肺心病的平均患病率为 0.47%,基本与前相似。居住在高原(如东北、华北、西北),日照不足又过于潮湿的西南地区及抽烟的人群患病率为高,并随年龄的增长而增高,91.2%以上患者年龄在41岁以上。男女性别无明显差异。随职业的不同患病率依次为工人、农民及一般城市居民。患病率最高可达 15.7% ~ 49.8%。本病占住院心脏病的构成比为 46% ~ 38.5%。多数地区占第3、第4位,1980—1989 年的构成比仅 2.49% ,占第 8 位,这与冠心病、心肌炎发病率与收治率例数增高有关。在气候严寒的北方及潮湿的西南地区则为首位。

(六)肺结核

结核病是由结核杆菌引起的慢性传染病,可累及全身多个器官,但以肺结核(简称 TB)最为常见。本病病理特点是结核结节和干酪样坏死,易形成空洞。临床上多呈慢性过程,少数可急起发病。常有低热、乏力等全身症状和咳嗽、咯血等呼吸系统表现。

二、发病机制

(一)调整机体免疫功能

呼吸系统的发病是与免疫细胞电活动紊乱及量子平衡失调所致免疫功能障碍有关。为什么对人体毫无伤害的良性刺激物也发生了免疫反应? 这主要是人体免疫功能失调所致。

免疫监视系统具有识别异己,消除异己,保持内环境纯洁稳定作用。在免疫监视功能失调时,丧失了识别异己能力,敌我不分、鲜花毒草不分,把本来对身体无害的物质,误认为有害敌人即抗原加以清除。因此,气管炎发病机制是免疫功能失调所致。负氧离子具有调整免疫细胞量子平衡和蛋白盘结功能,从而达到功能正常化。调整免疫功能作用,可使失调的免疫功能正常化,消除机体变态反应,达到治疗呼吸系统疾病之效果。

(二)调节自主神经功能紊乱

这是呼吸系统发病机制之二:迷走神经兴奋过高,交感神经兴奋,把它们比喻为造反派和保皇派两种势力再合适不过了。任何药物治疗气管炎大多是通过改变这两种势力而达到治疗效果的。

(三)改善酸性体质

人体的各细胞的功能活动都必须在一个适宜酸碱平衡环境中进行,正常人的酸碱度为 pH =7.41,呈弱碱性,老年人由于排酸功能减弱易成酸性体质。

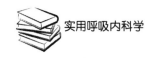

长期处于紧张工作压力和精神压力或吃些过多酸性食物可导致内环境紊乱,代谢障碍可促成酸性体质。肥大细胞在酸性环境中,易破坏其稳定性而发生脱颗粒反应。因此,呼吸系统病人应少吃肉,多吃蔬菜水果,加强自我调整减轻心理压力。呼吸系统疾病病人长期吸食离子中和体内的 H^+(H^+ 带有正电荷,而离子带有负电荷可以中和体内过多的 H^+),这是决定体内酸性的重要因素;同时可通过增强呼吸系统、血液系统、泌尿系统的排酸保碱功能而改善酸性体质,有益于气管炎的治疗。

(四)控制呼吸道感染

迷走神经分布在支气管和肺泡上,由于气管炎症可刺激迷走神经使它兴奋,这是造成呼吸系统疾病原因之一,离子可直接消灭气管炎症,减少对迷走神经的刺激,维持交感神经与迷走神经之间平衡。综上所述,气管炎发病机制是多环节的,因此,单方制剂的药物,很难奏效。负氧离子有"多病同治"的特点,治疗气管炎具有独特的优势。西德学者苏尔兹用离子治疗 3000 例气管炎病人,有效率达 97.4%。

三、主要相关因素

(一)呼吸系统的结构功能与疾病的关系

呼吸系统在人体的各种系统中与外环境接触最频繁,接触面积大。成年人在静息状态下,每日有 12000L 气体进出于呼吸道,在 3 亿~7.5 亿肺泡(总面积约 $100m^2$)与肺循环的毛细血管进行气体交换,从外界环境吸取氧,并将二氧化碳排至体外。在呼吸过程中,外界环境中的有机或无机粉尘,包括各种微生物、异性蛋白过敏源、尘粒及有害气体等皆可吸入呼吸道肺部引起各种病害。其中以肺部感染最少为常见,原发性感染以病毒感染最多见,最先出现于上呼吸道,随后可伴发细菌感染;外源性哮喘及外源性变应性肺泡炎;吸入生产性粉尘所致的尘肺,以矽肺、煤矽肺和石棉肺最为多见;吸入水溶性高的二氧化硫、氯、氨等刺激性气体会发生急、慢性呼吸道炎和肺炎,而吸入低水溶性的氮氧化合物、光气、硫酸二甲酯等气体,损害肺泡和肺毛细血管发生急性肺水肿。

肺有两组血管供应,肺循环的动、静脉为气体交换的功能血管;体循环的支气管动、静脉为气道和脏层胸膜等营养血管。肺与全身各器官的血液及淋巴循环相通,所以皮肤、软组织疖痈的菌栓,栓塞性静脉炎的血栓,肿瘤的癌栓,可以到达肺,分别引起继发性肺脓肿、肺梗死、转移性肺癌。消化系统的肺癌,肺部病变亦可向全身播散,如肺癌、肺结核播散至骨、脑、肝等脏器;同样亦可在肺本身发生病灶播散。

肺循环的血管与气管—支气管同样越分越细,细小动脉的截面积大,肺毛细血管床面积更大,且很易扩张。因此,肺为一个低压(肺循环血压仅为体循环血压的1/10)、低阻、高容的器官。当二尖瓣狭窄、左心功能衰竭、肝硬化、肾病综合征和营养不良的低蛋白血症时,会发生肺间质水肿,或胸腔漏出液。

一些免疫、自身免疫或代谢性的全身性疾病,如结节病、系统性红斑狼疮、类风湿性关节炎、皮肌炎、硬皮病等都可累及肺部。肺还具有非呼吸性功能,如肺癌异位性激素的产生和释放所产生内分泌综合征。

(二)社会人口老龄化

随着科学和医学技术的突飞猛进,人类寿命延长的速度也迅速加快。据记载,两千年前人的平均寿命低于20岁,18世纪增为30岁,到19世纪末达40岁。据联合国人口司预测,到2025年全世界60岁以上人口将增至11.21亿,占世界人口13.7%,其中发展中国家为12%,发达国家达23%。1993年年底,上海市60岁以上的老年人已超过210万,占总人口的16%;2025年老年人将达400万,占28%以上。呼吸系统疾病如慢阻肺、肺癌均随年龄的增加,其患病率亦随之上升;由于老年的机体免疫功能低下,且易引起吸入性肺炎,即使各种新抗生素相继问世,肺部感染仍居老年感染疾病之首位,常为引起死亡的直接因素。

(三)大气污染和吸烟的危害

病因学研究证实,呼吸系统疾病的增加与空气污染、吸烟密切相关。有资料证明,空气中烟尘或二氧化硫超过$1000\mu g/m^3$时,慢性支气管炎急性发作显著增多;其他粉尘如二氧化碳、煤尘、棉尘等可刺激支气管黏膜、减损肺清除和自然防御功能,为微生物入侵创造条件。工业发达国家比工业落后国家的肺癌发病率高,说明与工业废气中致癌物质污染大气有关。吸烟是小环境的主要污染源,吸烟与慢性支气管炎和肺癌关切。1994上世界卫生组织提出吸烟是世界上引起死亡的最大"瘟疫",经调查表明发展中国家在近半个世纪内,吸烟吞噬生灵6000万,其中2/3是45岁至此65岁,吸烟者比不吸烟者早死20年。如按目前吸烟情况继续下去,到2025年,世界每年因吸烟致死将达成1000万人,为目前死亡率的3倍,其中中国占200万人。现在中国烟草总消耗量占世界首位,青年人吸烟明显增多,未来的确20年中,因吸烟而死亡者将会急剧增多。

(四)吸入性变应原增加

随着中国工业化及经济的发展,特别在都市可引起变应性疾病(哮喘、鼻炎等)的变应原的种类及数量增多,如地毯、窗帘的广泛应用使室内尘螨数量增多,宠物饲养

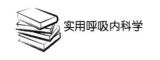
(鸟、狗、猫)导致动物毛变应原增多,还有空调机的真菌、都市绿化的某些花粉孢子、有机或无机化工原料、药物及食物添加剂等;某些促发因子的存在,如吸烟(被动吸烟)、汽车排出的氮氧化物、燃煤产生的二氧化硫、细菌及病毒感染等,均是哮喘患病率增加的因素。

（五）肺部感染病原学的变异及耐药性的增加

呼吸道及肺部感染是呼吸系统疾病的重要组成部分。中国结核病(主要是肺结核)患者人数居全球第二,有肺结核患者 500 万,其中具传染性 150 万人,而感染耐多药的结核分枝杆菌的患者可达 17% 以上。由于至今尚未有防治病毒的特效方法,病毒感染性疾病的发病率未有明显降低;自广泛应用抗生素以来,细菌性肺炎的病死率显著下降,但老年患者病死率仍高,且肺炎的发病率未见降低。在医院获得性肺部感染中,革兰阴性菌占优势。在革兰阳性球菌中,耐甲氧西林的细菌亦明显增加;社区获得性肺炎仍以肺炎链球菌和流感嗜血杆菌为主要病原菌,还有军团菌、支原体、衣原体、病毒等。在 2003 年暴发的 SARS,则为 SARS 冠状病毒感染。此外,免疫低下或免疫缺陷者的呼吸系统感染,则应重视特殊病原如真菌、肺孢子菌及非结核性杆菌感染。

（六）医学科学和应用技术进步使诊断水平提高

近年来,生理学、生化、免疫、药理、核医学、激光、超声、电子技术等各领域科研的进展为呼吸系疾病的诊断提供了条件。现采用细胞及分子生物学技术对一些呼吸系疾病的病因、发病机制、病理生理等有了新的、较全面的认识,使疾病更准确、更早期得以诊断。

（七）呼吸系疾病长期以来未能得到足够的重视

由于呼吸器官具有巨大生理功能的储备能力,平时只需 1/20 肺呼吸功能便能维持正常生活,故肺的病理变化,临床上常不能如实反映;呼吸系统疾病的咳嗽、咳痰、咯血、胸痛、气急等症状缺乏特异性,常被人们及临床医师误为感冒、气管炎,而对重症肺炎、肺结核或肺癌等疾患延误了诊断;或因反复呼吸道感染,待发展到肺气肿、肺心病,发生呼吸衰竭才被重视,但为时已晚,其病理和生理功能已难以逆转。

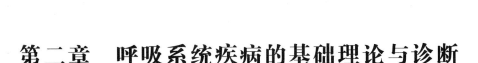

第二章　呼吸系统疾病的基础理论与诊断

第一节　慢性咳嗽诊断的进展

慢性咳嗽的定义目前认为咳嗽时间持续≥8周以上,X线胸片无明显肺疾病证据的咳嗽称为慢性咳嗽,咳嗽往往是患者唯一就诊症状。慢性咳嗽是呼吸系统常见的临床症状之一。

一、病因

(一)各种鼻、咽、喉疾病引起咳嗽

鼻部疾病引起分泌物倒流鼻后和咽喉等部位,直接或间接刺激咳嗽感受器,导致以咳嗽为主要表现的综合征被称为鼻后滴漏综合征(PNDS)。由于目前无法明确是否引起上呼吸道咳嗽感受器所致,2006年美国咳嗽诊治指南建议用上气道咳嗽综合征(UACS)替代PNDS。

UACS是引起慢性咳嗽最常见病因之一,除了鼻部疾病外,UACS还常与咽喉部的疾病有关,如变应性或非变应性咽炎、喉炎、咽喉部新生物、慢性扁桃体炎等。它的特点是发作性或持续性咳嗽,以白天咳嗽为主,入睡后较少咳嗽,鼻后滴流和(或)咽后壁黏液附着感,有鼻炎、鼻窦炎、鼻息肉或慢性咽喉炎等病史,检查发现咽后壁有黏液附着、鹅卵石样观。慢性鼻窦炎影像学可见鼻窦黏膜增厚、鼻窦内出现液平面。普通感冒引起咳嗽也可能是分泌物沿鼻后滴流刺激所致。由于普通感冒是人类最常见的疾病,故鼻后滴流综合征是引起咳嗽最常见的原因之一。近年来随着气候变迁,大气污染加重,患者叠进感冒药、滥用抗生素等,使本病发病日趋增多。

(二)胃食管反流性咳嗽

因胃酸和其他胃内容物反流进入食管,导致以咳嗽为突出的临床表现,属于胃食管反流病(GERD)的一种特殊类型。GERD出现食管外表现的相关机制有两种观点,一种是微吸入,另一种是食管—支气管反射引起的气道神经源性炎症,两者均可引起

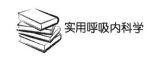

气道高反应。典型反流症状表现为胃灼热(胸骨后烧灼感)、反酸、嗳气等。部分胃食管反流引起的咳嗽伴有典型的反流症状,但有不少患者以咳嗽为唯一的表现。

咳嗽是胃食管反流最常见的食管外症状之一,其次为咽球感和(或)咽部异物感、咽喉灼痛、声音嘶哑。其咳嗽多为刺激性干咳,亦可表现为有痰的咳嗽。绝大多数为白天咳嗽,个别表现为夜间咳嗽,常伴胃灼热、反酸及胸痛、恶心等消化系统症状。但临床上也有不少患者完全没有反流症状,咳嗽是其唯一的临床表现。24 小时食管 pH 监测可以诊断。其机理不清,可能与咽、喉、气管的咳嗽受体受反流物刺激有关。使用制酸剂或促胃肠动力药或 H2 受体阻止剂、质子泵抑制剂可迅速减轻症状,治疗时间要求 3 个月以上,一般需 2 ~ 4 周方显疗效。

(三)"哮喘"引起咳嗽—咳嗽变异性哮喘(CVA)

如果咳嗽超过 2 个月,则应考虑变异型哮喘的可能。是一种特殊类型的哮喘,咳嗽是其唯一或主要临床表现,无明显喘息、气促等症状或体征,但有气道高反应性。其诊断标准是:慢性咳嗽常伴有明显的夜间刺激性咳嗽;支气管激发试验阳性或呼气峰流速(PEF)昼夜变异率 > 20%;支气管扩张剂治疗有效;排除其他原因引起的慢性咳嗽。

(四)嗜酸粒细胞性支气管炎(EB)引起咳嗽

由一种以气道嗜酸粒细胞浸润为特征的非哮喘性支气管炎。临床表现缺乏特征性,多为慢性刺激性干咳或咳少许黏痰,可在白天或夜间咳嗽,部分患者对油烟、灰尘、异味或冷空气比较敏感,常为咳嗽的诱发因素。诱导痰中嗜酸粒细胞增多,肺通气功能正常,无气道高反应性,PEF 日间变异率正常。痰细胞学检查嗜酸粒细胞比例 ≥ 2.5%;排除其他嗜酸粒细胞增多性疾病;口服或吸入糖皮质激素有效,支气管扩张剂治疗无效。就诊前患者多数病程超过 3 个月,甚至长达数年以上。部分患者与吸入变应原有关,如尘螨、花粉、蘑菇孢子等,也有与职业性接触化学试剂或化学制品有关,如橡胶手套、丙烯酸盐等。通常采用 ICS 治疗,丙酸倍氯米松或等效剂量的其他糖皮质激素,每天 2 次,持续应用 4 周以上,推荐使用干粉吸入剂;初始治疗可联合应用泼尼松口服。

(五)变应性咳嗽(AC)

目前尚无公认的标准,以下标准供参考:

(1)慢性咳嗽,多为刺激性干咳。

(2)肺通气功能正常,支气管激发试验阴性。

（3）具有下列指征之一：

①有过敏性疾病史或过敏物质接触史。

②变应原皮试阳性。

③血清总 IgE 或特异性 IgE 增高。

④咳嗽敏感性增高。

抗组胺药物治疗有一定效果，必要时加用吸入或短期(3~7 天)口服糖皮质激素。

上述情况为引起慢性咳嗽的最常见的病因，除上述情况外，还有其他几种引起咳嗽的原因。不少间质性肺病在早期往往以干咳为主要症状，这种情况下肺功能检查有助于早期发现；药物性引起的咳嗽常见于 ACEI、β 受体阻滞剂，发病率在 15% 左右。服药后 24 小时或数月后发生，女多于男，可能与提高咳嗽感受器的敏感性有关。停药数日至 4 周后缓解；在除外这些因素后，可考虑心因性咳嗽，与紧张、焦虑、悲伤等负面情绪有关。其特点是咳嗽呈犬吠样或雁鸣样、刺激性干咳，常伴清喉音。咳嗽与进食、饮水均无关系。感染性咳嗽可以逐渐演变成为心因性咳嗽。

二、临床表现

（一）发病人群

儿童发病率较高，已发现 30% 以上的儿童干咳与咳嗽变异性哮喘有关。在成人中，咳嗽变异性哮喘发病年龄较典型哮喘为高，约有 13% 患者年龄大于 50 岁，中年女性较多见。

（二）临床表现

咳嗽可能是哮喘的唯一症状，主要为长期顽固性干咳，常常在吸入刺激性气味、冷空气、接触变应原、运动或上呼吸道感染后诱发，部分患者没有任何诱因。多在夜间或凌晨加剧。有的患者发作有一定的季节性，以春秋为多。患者就诊时多已经采用止咳化痰药和抗生素治疗过一段时间，几乎没有疗效，而应用糖皮质激素、抗过敏药物、β2 受体激动剂和茶碱类则可缓解。

（三）过敏病史

患者本身可有较明确的过敏性疾病史，如过敏性鼻炎、湿疹等。部分患者可追溯到有家族过敏史。

（四）体征

虽然其也可以有支气管痉挛，但多发生在末梢的细小支气管或短暂性痉挛，因此

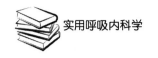
体检时听不到或很少听到哮鸣音。

三、检查

（1）气道反应性增高，多为轻—中度增高。试验过程可诱发类似发病时的刺激性咳嗽。

（2）肺功能损害介于正常人与典型哮喘之间。

（3）皮肤过敏源试验可以阳性。

（4）血清 IgE 水平增高。

（5）部分患者支气管扩张试验可呈阳性，当出现阳性反应时，提示气道存在一定的痉挛和梗阻状态。

（6）外周血嗜酸细胞计数增高，血清 ECP 水平增高。

四、诊断

重视病史，包括服药史，耳鼻咽喉和消化系统检查史；根据病史选择有关检查，检查由简单到复杂；先常见病，后少见病；诊断和治疗应同步或顺序进行；条件不具备时，根据临床特征和发病比例进行诊断性治疗；部分有效应考虑咳嗽病因的多元性。

慢性咳嗽病因复杂，以 CVA、UACS、GERC、AC、EB 最为常见；采用慢性咳嗽病因诊断程序可使 80% 以上患者获得病因诊断，并取得良好的治疗效果；应结合实际地按照"咳嗽诊治指南"诊断疾病。

五、鉴别诊断

在临床上将咳嗽分为了急性咳嗽、亚急性咳嗽和慢性咳嗽。其中急性咳嗽是指 3 周以内；亚急性咳嗽是 3～8 周；病程超过 8 周则为慢性咳嗽。患了慢性咳嗽的患者，由于咳嗽通常为唯一或主要的症状，在临床上往往被戴上"支气管炎、慢性支气管炎和慢性咽喉炎"的帽子，给予止咳化痰药或反复使用多种抗生素治疗均无效果。因而慢性咳嗽缠绵难愈而使用常规止咳治疗效果不佳时，一般遵循这样的思路：首先看胸部 X 片。如果胸片有阳性发现则分别进行对因（如消炎、抗结核、抗肿瘤等）治疗或酌情进一步检查；如胸片等检查"阴性"，则应从以下几个方面加以考虑。

（一）各种鼻、咽、喉疾病引起咳嗽

此类疾病在临床中统称为鼻后滴流综合征，是一种常见引起慢性咳嗽的疾病，现命名其为"上气道咳嗽综合征"。它的特点是发作性或持续性咳嗽，以白天咳嗽为主，入睡后较少咳嗽；鼻后滴流和（或）咽后壁黏液附着感；有鼻炎、鼻窦炎、鼻息肉或慢性

咽喉炎等病史;检查发现咽后壁有黏液附着、鹅卵石样观。普通感冒引起咳嗽也可能是鼻后滴流刺激所致。普通感冒可被认为是一种鼻后滴流综合征。由于普通感冒是人类最常见的疾病,故鼻后滴流综合征是引起咳嗽最常见的原因之一。近年来随着气候变迁,大气污染加重,患者叠进感冒药、滥用抗生素等,使本病发病日趋增多。

（二）胃食管反流性咳嗽

咳嗽是胃食管反流最常见的食管外症状之一,其次为咽球感和（或）咽部异物感、咽喉灼痛、声音嘶哑。其咳嗽多为刺激性干咳,亦可表现为有痰的咳嗽。绝大多数为白天咳嗽,个别表现为夜间咳嗽,常伴胃灼热、反酸及胸痛、恶心等消化系统症状。但临床上也有不少患者完全没有反流症状,咳嗽是其唯一的临床表现。24h 食道 pH 监测可以诊断。其机理不清,可能与咽、喉、气管的咳嗽受体受反流物刺激有关。使用制酸剂或促胃肠动力药（如多潘立酮）或 H2 受体阻止剂、质子泵抑制剂可迅速减轻,但明显改善需 5 个月。中药辨证治疗对缓解病情效果较为明显。

（三）"哮喘"引起咳嗽

此"喘"非彼"喘",具有喘的实质而无喘的表现。如果咳嗽超过 2 个月,则应考虑咳嗽变异型哮喘的可能。此病易误诊为慢性支气管炎,两者均以咳嗽为唯一或主要症状,胸部 X 线检查无明显异常,且都有自行缓解期。前者常有荨麻疹、皮肤湿疹、过敏性鼻炎等过敏性疾病。过敏源皮肤试验常对一种或数种抗原呈阳性反应。其咳嗽性质不同,前者异常剧烈,持续不解,以阵发性痉挛性干咳为主,偶有少量黏痰,夜间或晨起发作,影响睡眠,冷空气或运动诱发加重,抗炎、化痰止咳药无效。支气管激发试验或舒张试验阳性。

（四）嗜酸粒细胞性支气管炎引起咳嗽

由嗜酸粒细胞性支气管炎引起的慢性咳嗽临床表现特征多为慢性刺激性干咳或咳少许黏痰,可在白天或夜间咳嗽,部分患者对油烟、灰尘、异味或冷空气比较敏感,常为咳嗽的诱发因素。诱导痰中嗜酸粒细胞增多,肺通气功能正常,无气道高反应性,糖皮质激素治疗效果良好。就诊前患者多数病程超过 3 个月,甚至长达数年以上。部分患者与吸入变应原有关,如尘螨、花粉、蘑菇孢子等,也有与职业性接触化学试剂或化学制品有关,如橡胶手套、丙烯酸盐等。

上述情况为引起慢性咳嗽的最常见的病因,除上述情况外,还有其他几种引起咳嗽的原因。不少间质性肺病在早期往往以干咳为主要症状,这种情况下肺功能检查有助于早期发现;药物性引起的咳嗽常见于 ACEI（卡托普利）、β 受体阻滞剂,发病率在

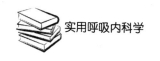

15%左右。服药后24h或数月后发生,女多于男,可能与提高咳嗽感受器的敏感性有关。停药数日至4周后缓解;在除外这些因素后,可考虑心因性咳嗽,与紧张、焦虑、悲伤等负面情绪有关。其特点是咳嗽呈犬吠样或雁鸣样、刺激性干咳,常伴清喉音。咳嗽与进食、饮水均无关系。感染性咳嗽可以逐渐演变成为心因性咳嗽。

看似简单的咳嗽实际上可能是由各种疾病引起的,患者切不可贸然认为自己患了咽炎,或者是支气管炎等,症状明显了用些抗生素,症状轻了用些润喉片,从而耽误了治疗时机。如患有咳嗽变异型哮喘的患者,没有及时治疗,最后可能就发展为典型的哮喘。所以得了病切莫不要自己乱下诊断,一定到医院进行正规的检查及治疗。

六、治疗

常用治疗药物包括糖皮质激素、β2受体激动药、抗组胺药、抗反流药、抗生素类等。

(一)糖皮质激素

为抗气道炎症药物,主要表现为减轻气道上皮炎症和降低气道高反应,用于治疗和咳嗽变异性哮喘、嗜酸粒细胞性支气管炎、上气道咳嗽综合征和变应性咳嗽。

(二)β2受体激动药

β2受体激动药的作用机制包括兴奋气道平滑肌和肥大细胞膜表面的β2受体,舒张气道平滑肌,减少肥大细胞和嗜碱性粒细胞脱颗粒及其介质释放,降低微血管的通透性,增加气道上皮纤毛的摆动等。

七、预防

(1)加强锻炼,多进行户外活动,提高机体抗病能力。

(2)注意气候变化,防止过冷或过热。

(3)注意饮食,要以清淡为主,要忌糖、甜食、冷饮等。另外,虾、蟹、冰冻海鱼等含大分子蛋白容易导致过敏,不宜多吃。

(4)少去拥挤的公共场所,减少感染机会。

(5)不要抱着长绒毛玩具入睡;在浴室和地下室,应使用除湿机和空气过滤器,并定期更换滤网;被褥要常晾晒。

(6)经常开窗,流通新鲜空气。家人有感冒时,室内可用醋熏臭消毒,防止病毒感染。

(7)及时接受预防注射,减少传染病发生。

（8）尽量避免接触过敏源。如：烟雾、尘埃、宠物、花粉、冷空气、油漆、过敏性的药物、食物等。另外，保持居室环境空气新鲜，患病后要及时治疗。

第二节　胸腔积液形成的新机制和现代诊断

一、胸腔积液形成的新机制

自1927年Neergards提出胸腔积液形成的学说后，70余年来医学界普遍认为胸腔内液体（简称胸液）的转运，是由壁层胸膜毛细血管动脉端滤过进入胸膜腔，随后胸液再由脏层胸膜毛细血管静脉端吸收，也就是从体循环来由肺循环再吸收，每日的胸液生成量5~10L。胸液的流动完全取决于静水压和胶体压之间的压力差，且胸液的流动遵循Starling定律：液体流动＝滤过系数k×［（平均毛细血管静水压－胸膜腔负压）－（血浆胶体渗透压－胸腔胶体渗透压）］。但是近15年来的动物试验结果对胸液转运有了新的认识后，对这一理论提出了许多疑问：

（1）旧的胸液转运学说认为，胸液的转运完全取决于静水压与胶体压之间的压力差。旧学说忽略了间质部分的存在、水和溶质的选择性和通透性以及胸膜淋巴管的存在。

（2）临床上也发现肝硬化患者血浆胶体渗透压＜20cm H_2O（1cm H_2O＝0.098 kPa），此时如根据Starling定律，胸液应自脏、壁层胸膜移向胸腔形成胸腔积液，但大多数肝硬化患者并无胸腔积液存在。

（3）先天性心脏病、二尖瓣狭窄的患者，平均左心房压力＞50cm H_2O，也无胸液形成。

（4）实验证明：血性胸腔积液中的红细胞可完整被吸收。且当实验性胸液蛋白含量低至1mg/L时，其胸液清除量不增加。

（一）胸膜解剖学

1. 胸膜腔

胸膜腔与机体内其他空腔一样，为一个扩大的组织空间。与普通间质腔不同，胸膜腔实际上只有少许液体存在，并且蛋白含量较低，且胸膜腔液体的压力低于大气压。胸膜腔由五部分组成，即胸壁体循环系统、胸壁间质部分、胸膜腔自身、肺间质和脏层微循环（由体循环支气管动脉或肺动脉系统供应）。分隔这些空腔或间质的膜有毛细

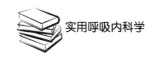

血管上皮(壁层和脏层毛细血管)、壁层和脏层胸膜间皮。淋巴管为胸壁间质以及胸膜腔提供引流,淋巴管直接开口于胸膜腔的淋巴孔。淋巴孔在肋间胸膜表面的分布为每平方厘米有100淋巴孔,横膈胸膜表面为每平方厘米有8000淋巴孔,淋巴管口的直径平均为$1\mu m$。胸膜间皮细胞仅为$4\mu m$,胸膜间皮细胞上的微绒毛长$1\sim3\mu m$,分布密度为$2\sim30/\mu m^2$。

2. 胸膜的结构

胸膜分为脏层和壁层,两层胸膜各在相应的组织结构上反折会合成为封闭式的胸膜腔。生理状态下胸膜腔内呈负压,内有微量浆液,以减少呼吸时两层胸膜之间的摩擦。胸膜的功能除进行胸液的形成和转运外,还可维持肺的形态以及在胸壁与肺之间压力传递上起作用。

人的脏层胸膜相对较厚,脏层胸膜接收体循环的支气管动脉和肺循环肺动脉的双重血供,其中脏层肋胸膜接收肺动脉众多小分支的血供,绝大部分的纵隔胸膜和肺小叶表面以及部分隔胸膜接收支气管动脉血灌注。脏层胸膜上无淋巴孔结构,且脏层胸膜的淋巴管与间皮细胞间由一层连接组织分隔。脏层胸膜上缺乏淋巴孔结构,故颗粒物质注入胸膜腔之后不能经脏层胸膜移出,而只能经有淋巴孔结构的壁层胸膜移出。

壁层胸膜接受体循环毛细血管供应。壁层胸膜的淋巴管与胸膜腔之间常有淋巴孔相通,在淋巴孔周围有带微绒毛的间皮细胞与淋巴管的内皮细胞相连续。淋巴孔大部分位于纵隔胸膜和肋间表面,尤其胸廓下部区域,在壁层胸膜的其他部分很少有淋巴孔出现。壁层胸膜上的淋巴管有许多分支,其中有间皮下扩张的淋巴间隙,淋巴孔仅存在于淋巴间隙,在淋巴孔部位,间皮细胞及微绒毛与淋巴管的内皮细胞相连续。如将红细胞或碳粒注入胸膜腔,在淋巴孔及其相连的淋巴间隙和淋巴管则成为颗粒物质主要由胸腔排出。

(二)胸液的转运

1. 胸液的滤过

实验证明,胸液从胸壁体循环毛细血管滤过到胸壁间质,随后进入胸膜腔,进入时的压力梯度较小,胸液平均滤过率为$0.10\sim0.02$ ml·kg^{-1}·h^{-1}。壁层胸膜的毛细血管在胸液的形成中起了主要作用。脏层胸膜的微血管虽部分来源于体循环,但对胸液形成的作用远小于壁层胸膜,原因为脏层胸膜血管至胸膜腔的距离,比壁层胸膜血管至胸膜腔的距离多3倍,且脏层胸膜血管内血液流入压力低的肺静脉,即脏层胸膜血管内压力较壁层胸膜血管内压力低。故脏层胸膜上不存在引起液体滤过的压力梯度。

2.胸液的排出

正常情况下,脏层胸膜通常在胸液的吸收中不起任何作用。脏层胸膜较厚,对水和溶质的渗透性较低。大部分胸液(75%)是通过壁层胸膜淋巴管引流的。胸膜淋巴管能产生约为 $-10cm\ H_2O$ 的低于大气压的压力。如果胸液滤过率增加而导致胸膜腔内容量增加,则胸膜淋巴管可对此发生反应,其引流量能增至约20倍。由于淋巴管管壁平滑肌的肌性收缩(内在活动),淋巴管可产生自然的脉搏样运动,此外也与呼吸运动所产生的组织内压力波动有关。生理状况下,每一个淋巴孔所产生的每搏容量为每孔 $1 \times 10^{-6}\ \mu l$。胸膜腔的较低部分可产生较大的淋巴管引流量,如在横膈和纵隔区域。由于胸膜腔内的滤过和吸收部位的不同,胸液可在胸膜腔内发生循环。

1927年 Neergards 提出的假说是胸腔内液体转运的旧学说,本质上忽略了间质部分和胸膜淋巴管的存在。当前胸液转运的新理论是根据动物实验所提出的胸液转运新模式。正常情况下,胸膜腔和肺间质为功能不同的两个部分。液体自胸壁微循环中滤过,进入胸膜腔,随后由胸壁淋巴管排走;新模式的特征是突出了胸液的流动,而不是压力梯度对胸液的转运起作用。液体自肺毛细血管滤过后进入肺间质,随后由淋巴管排泄走。新模式的重要特征是,淋巴管代表了一种排泄机制,能够产生低于大气压的压力(如同一台真空吸尘器一样)。从胸液的引流机制来说,淋巴管在胸膜腔内设置了一种压力以引流胸液,这与 Starling 压力平衡方程式有着明显的差别。这里需要提及的是,肺脏在胸腔内是呈自然扩张的,肺泡压力等于大气压,胸膜腔压力低于大气压,因而肺间质易受到压力牵拉的影响。所以很明显,胸液不可能为肺毛细血管所吸收。

(三)胸液的病理生理

机体肺实质内,为保证气体的弥散,有着一定的机制使肺间质中保留最小量的液体。肺间质有非常低的机械顺应性,如发生液体滤过增加,则可使肺间质内压力显著增加。这一机制可称为"组织安全因素",以对抗肺水肿的发生。而胸膜腔的顺应性较大,且不具备"组织安全因素",胸膜腔内唯一使胸腔维持少量液体的机制是淋巴管引流。胸腔内液体量的增加,胸膜淋巴管可反应性地增加引流量,且代表了一种负反馈机制以控制胸腔内的液体容量。由于这一调节机制的作用,即使胸液的滤过率增加10倍,而胸腔内的液体容量只增加15%~20%,这一容量仍不能被胸部 X 线所发现。

病理情况下,如炎症、右心衰竭等均可导致胸液滤过率的增加;很明显,当胸液过滤速度超过胸膜淋巴管最大的引流量时可产生胸腔积液。此时,虽然淋巴管的引流量有显著的增加,但是淋巴管引流仍然不能与胸液滤过速率的大幅度增加相匹配。超过

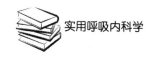

淋巴管引流的最大容量时,胸液的交换则取决于静脉水压和胶体渗透压之间的压力梯度;如低于淋巴管引流的最大容量,淋巴引流为胸液的主要排泄途径。

综上所述,胸液滤过生成后,大部分由胸壁淋巴管重吸收,胸液转运在以下三部分组织中进行,即体循环毛细血管、胸膜外的胸壁间质和胸膜腔,这三部分组织由毛细血管上皮和胸膜间皮所分开,以及由两种引流途径(胸膜外和胸膜淋巴管)所组成。正常情况下,脏层胸膜并不参与胸液的引流。毛细血管和胸膜间皮水渗透性的自然增加可产生低张性液体;如果胸液滤过超过淋巴管的最大流量则形成漏出液。当体循环毛细血管中的蛋白渗出量增加时则形成渗出液。由于间质内蛋白浓度较低,间皮蛋白渗出的相对增加仅引起胸腔内液体蛋白含量的轻度增加。

(四)胸膜腔和肺的病理生理

在自主呼吸时,如胸膜腔功能正常,通常蛋白从胸膜腔转运到肺间质的量,仅占正常胸液中蛋白总量的20%。在肺水肿的时候,脏层胸膜能成为胸液转运的一条旁路。因为正常胸液内的蛋白含量较低,如果胸腔积液中的蛋白含量明显增高,则提示毛细血管膜和脏层胸膜的渗透性有了显著的改变。

临床研究表明,漏出性胸腔积液可在肺水肿发生后数小时中形成。脏层胸膜微血管渗出增加的机制有以下两方面:

(1)肺血管充血可使微血管表面的交换总面积增加,这不仅累及肺循环系统,而且也涉及来自体循环的支气管循环,支气管循环也对脏层胸膜进行血液供应。

(2)由于炎症等原因,脏层胸膜的渗透性增加。

通常,胸液的过滤速度从肺尖到肺底呈逐渐下降趋势;相反,淋巴管引流量则在肺底区域为最大,并主要集中在横膈和纵隔部位。胸腔内液体的流动,使液体自上而下流向横膈和纵隔区域。

二、胸腔积液现代诊断

(一)临床表现

1. 体征

少量积液:液体上缘在第四肋前端以下。液量达250ml左右时,正位片仅见肋膈角变钝。随液量的增加可闭塞外侧肋膈角,进而掩盖膈顶。其上缘在第四肋前端以下,呈外高内低的弧形凹面。

中等量积液:积液上缘在第四肋前端平面以上,第二肋前端平面以下。正位胸片上,液体上缘呈外高内低的边缘模糊的弧线状,称为渗液曲线。

大量积液:积液上缘达第二肋前端以上,患侧肺野呈均匀致密阴影,有时仅见肺尖透明,肋间隙增宽,纵隔移向对侧,横膈下降。

2.症状

结核性胸膜炎多见于青年人,常有发热;中年以上患者应警惕由肺癌所致胸膜转移。炎性积液多为渗出性,常伴有胸痛及发热。由心力衰竭所致胸腔积液为漏出液。肝脓肿所伴右侧胸腔积液可为反应性胸膜炎,亦可为脓胸。积液量少于0.3L时症状多不明显;若超过0.5L,患者渐感胸闷。局部叩诊浊音,呼吸音减低。积液量增多后,两层胸膜隔开,不再随呼吸摩擦,胸痛亦渐缓解,但呼吸困难亦渐加剧;大量积液时纵隔脏器受压,心悸及呼吸困难更加明显。

(二)辅助检查

1.外观

漏出液透明清亮,静置不凝固,比重 <1.016。渗出液则多呈草黄色稍混浊,比重 >1.018。脓性胸液若为大肠杆菌或厌氧菌感染常有臭味。血性胸液呈程度不同的洗肉水样或静脉血样;乳状胸液为乳糜胸;若胸液呈巧克力色应考虑阿米巴肝脓肿破溃入胸腔的可能;黑色胸液可能为曲菌感染。

2.细胞

正常胸液中有少量间皮细胞或淋巴细胞,胸膜炎症时,胸液中可见漏出液细胞数常少于 $100 \times 10^6/L$,以淋巴细胞与间皮细胞为主。渗出液的白细胞常超过 $500 \times 10^6/L$。脓胸时白细胞多达 $1000 \times 10^6/L$ 以上。中性粒细胞增多时提示为急性炎症;淋巴细胞为主则多为结核性或恶性;寄生虫感染或结缔组织病时嗜酸性粒细胞常增多。胸液中红细胞超过 $5 \times 10^9/L$ 时,可呈淡红色,多由恶性肿瘤或结核所致。胸腔穿刺损伤血管亦可引起血性胸液,应谨慎鉴别。红细胞超过 $100 \times 10^9/L$ 时应考虑创伤、肿瘤或肺梗死。恶性胸液中约有60%可查到恶性肿瘤细胞,反复多次检查可提高检出率。胸液中恶性肿瘤细胞常有核增大且大小不一、核畸变、核深染、核浆比例失常及异常有丝核分裂等特点,应注意鉴别。胸液间皮细胞常有变形,易误诊为肿瘤细胞。非结核性胸液中间细胞超过5%,结核性胸液中常低于1%。系统性红斑狼疮并发胸积液时,其胸液中抗核抗体滴度可达1:160以上,且易找到狼疮细胞。

3.pH

结核性胸液 pH 常 <7.30;pH <7.00 者仅见于脓胸以及食管破裂所致胸腔积液。急性胰腺炎所致胸液的 pH <7.30;若 pH <7.40,应考虑恶性胸液。

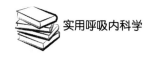

4. 病原体

胸液涂片查找细菌及培养,有助于病原诊断。结核性胸膜炎胸液沉淀后作结核菌培养,阳性率仅20%,巧克力色脓液应镜检阿米巴滋养体。

5. 蛋白质

渗出液的蛋白含量,胸液/血清比值大于0.5。蛋白含量30g/L时,胸液比重约为1.018(每加减蛋白1g,使之重增减0.003)。漏出液蛋白含量较低,以白蛋白为主,黏蛋白试验阴性。

癌胚抗原(CEA):恶性胸液中CEA水平升高较血清出现得更早且更显著。若胸液CEA值 >15μg/L或胸液/血清CEA >1,常提示为恶性胸液。恶性胸液中铁蛋白含量增高,可伴为鉴别诊断的参考。联合检测多种标志物,可提高阳性检出率。

6. 类脂

乳糜胸时其胸液中中性脂肪、甘油三酯含量较高,呈乳状混浊,苏丹Ⅲ染成红色、但胆固醇含量不高,可见于胸导管破裂时。"乳糜样"或胆固醇性胸液(胆固醇 >2.59mmol/L),与陈旧性积液胆固醇积聚有关,可见于陈旧性结核性胸膜炎,恶性胸液或肝硬化、类风湿关节炎等。胆固醇性胸液所含胆固醇量虽高,但甘油三酯则正常,呈淡黄或暗褐色,含有胆固醇结晶、脂肪颗粒及大量退变细胞(淋巴细胞、红细胞)。

7. 葡萄糖

正常人胸液中葡萄糖含量与血中葡萄糖含量相近,随血葡萄糖的升降而改变。测定胸液葡萄糖含量有助于鉴别胸腔积液的病因。漏出液与大多数渗出液的葡萄糖含量正常;而结核性、恶性、类风湿关节炎性及化脓性胸腔积液中葡萄糖含量可 <3.35mmol/L。若胸膜病变范围较广,使葡萄糖及酸性代谢物难以透过胸膜,可使葡萄糖含量较低,提示肿瘤广泛浸润,其胸液中恶性肿瘤细胞发现率亦高。

8. 酶

胸液乳酸脱氢酶(LDH)含量增高,大于200U/L,且胸液LDH/血清LDH比值大于0.6,提示为渗出液,胸液LDH活性可反映胸膜炎症的程度,其值越高,表明炎症越明显。LDH >500U/L常提示为恶性肿瘤或胸液已并发细菌感染。

胸液淀粉酶升高可见于急性胰腺炎,恶性肿瘤等。急性胰腺炎伴胸腔积液时,淀粉酶溢漏致使该酶在胸液中含量高于血清中含量。部分患者胸痛剧烈、呼吸困难,可能掩盖其腹部症状,此时胸液淀粉酶已升高,临床诊断应予注意。

腺苷脱氨酶(ADA)在淋巴细胞内含量较高。结核性胸膜炎时,因细胞免疫受刺激,淋巴细胞明显增多,故胸液中ADA可高于100U/L(一般不超过45U/L)。其诊断结核性胸膜炎的敏感度较高。

9. 免疫学检查

随着细胞生物学与分子生物学的进展,胸液的免疫学检查受到关注,在鉴别良性与恶性胸液,研究胸腔积液的发病机制及今后开展胸腔积液的生物治疗中起一定作用。

结核性与恶性胸腔积液时,T 淋巴细胞增高,尤以结核性胸膜炎为显著可高达90%,且以 T4(CD +4)为主。恶性胸腔积液中的 T 细胞功能受抑,其对自体肿瘤细胞的杀伤活性明显较外周血淋巴细胞为低,提示恶性胸腔积液患者胸腔层局部免疫功能呈抑制状态。系统性红斑狼疮及类风湿关节炎引起的胸腔积液中补体 C3、C4 成分降低,且免疫复合物的含量增高。

10. 胸膜活检

经皮胸膜活检对鉴别有无肿瘤及判定胸膜肉芽肿性病变有一定帮助。拟诊结核病时,活检标本除做病理检查外,尚可做结核菌培养。脓胸或有出血倾向者不宜作胸膜活检。必要时可经胸腔镜进行活检。

11. 超声检查

可鉴别胸腔积液、胸膜增厚、液气胸等。对包囊性积液可提供较准确的定位诊断,有助于胸腔穿刺抽液。

12. 胸腔镜或开胸活检

对上述检查不能确诊者,必要时可经胸腔镜或剖胸直视下活检。由于胸膜转移性肿瘤87%在脏层,47%在壁层,故此项检查有积极的意义。胸腔镜检查对恶性胸腔积液的病因诊断率最高,可达70% ~100%,为拟定治疗方案提供依据。

13. 支气管镜

对有咯血或疑有气道阻塞者可行此项检查。

(三)鉴别诊断

恶性肿瘤侵犯胸膜引起胸腔积液称为恶性胸液,胸液多呈血性、大量、增长迅速、pH <7.4,CEA 超过 $10\mu g/L$,LDH >500U/L,常由肺癌、乳腺癌转移至胸膜所致。

结核性胸膜炎多有发热,pH 多低于 7.3,ADA 活性明显高于其他原因所致胸腔积液,CEA 及铁蛋白通常并不增高。

老年结核性胸膜炎患者可无发热,结核菌素试验亦常阴性,应予注意。若试验阴性且抗结核化疗无效,仍应考虑由肿瘤所致,结合胸液脱落细胞检查、胸膜活检、胸部影像(CT、MRI)、纤支镜及胸腔镜等,有助于进一步鉴别。

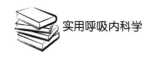

胸膜针刺活检具有简单、易行、损伤性较少的优点,阳性诊断率为 40% ~ 75%。胸腔镜检查对恶性胸腔积液的病因诊断率最高,可达 70% ~ 100%,为拟订治疗方案提供证据。通过胸腔镜能全面检查胸膜腔,观察病变形态特征、分布范围及邻近器官受累情况,且可在直视下多处活检,故诊断率较高,肿瘤临床分期亦较准确。临床上有少数胸腔积液的病因虽经上述诸种检查仍难以确定,如无特殊禁忌,可考虑剖胸探查。

（四）诊断

影像诊断胸腔积液量 0.3 ~ 0.5L 时,X 线仅见肋膈角变钝;更多的积液显示有向外侧、向上的弧形上缘的积液影。平卧时积液散开,使整个肺野透亮度降低。液气胸时积液有液平面。大量积液时整个患侧阴暗,纵隔推向健侧。积液时常边缘光滑饱满,局限于叶间或肺与膈之间,超声检查有助诊断。

三、治疗

已经诊断明确后就应该针对不同的情况进行治疗。如为减轻症状,必要时抽取一定量的胸水,减轻患者的呼吸困难症状。

（一）结核性胸腔积液

多数患者经抗结核药物治疗效果满意。少量胸液一般不必抽液或仅做诊断性穿刺。胸腔穿刺不仅有助于诊断,且可解除肺及心、血管受压,改善呼吸,防止纤维蛋白沉着与胸膜增厚,使肺功能免受损伤。抽液后可减轻毒性症状,使患者体温下降。大量胸液者可每周抽液 2 ~ 3 次,直至胸液完全吸收。每次抽液量不应超过 1000ml,过快、过多抽液可使胸腔压力骤降,发生肺水肿或循环障碍,表现为剧咳、气促、咳大量泡沫状痰,双肺满布湿啰音,PaO_2 下降,X 线胸片显示肺水肿征。此时应立即吸氧,酌情应用糖皮质激素及利尿剂,控制入水量,严密监测病情及酸碱平衡。抽液时若发生表现为头晕、冷汗、心悸、面色苍白、脉细、四肢发凉的"胸膜反应"时,应立即停止抽液,使患者平卧,必要时皮下注射 0.1% 肾上腺素 0.5ml,密切观察病情,注意血压,防止休克。一般情况下,抽胸液后,没必要向胸腔内注入药物。

糖皮质激素可减少机体的变态反应及炎症反应,改善毒性症状,加速胸液吸收,减少胸膜粘连或胸膜增厚等后遗症。但亦有一定不良反应或导致结核播散,故应慎重掌握适应证。急性结核性渗出性胸膜炎全身毒性症状严重,胸液较多者,在抗结核药物治疗的同时,可加用糖皮质激素,通常用泼尼松或泼尼松龙。待患者体温正常、全身毒性症状减轻或消退、胸液明显减少时,即应逐渐减量以至停用。停药速度不宜过快,否则易出现反跳现象,一般疗程 4 ~ 6 周。

（二）肺炎相关胸腔积液和脓胸

治疗原则是控制感染、引流胸腔积液，以及促使肺复张，恢复肺功能。针对脓胸的病原菌，应尽早应用有效抗菌药物，全身及胸腔内给药。引流是脓胸最基本的治疗方法，可反复抽脓或闭式引流。可用2%碳酸氢钠或生理盐水反复冲洗胸腔，然后注入适量抗生素及链激酶，使脓液变稀，便于引流。少数脓胸可采用在肋间植入引流管，并连至水封瓶，将胸腔积液导出。对有支气管胸膜瘘者不宜冲洗胸腔，以免引起细菌播散。

慢性脓胸患者有胸膜增厚、胸廓塌陷、慢性消耗、杵状指（趾）等症状时，应考虑采用外科胸膜剥脱术等治疗。此外，一般支持治疗亦相当重要，应给予高能量、高蛋白及含维生素的食物。纠正水电解质紊乱及维持酸碱平衡，必要时可予少量多次输血。

（三）恶性胸腔积液

治疗性胸穿抽液和胸膜固定术是治疗恶性胸腔积液的常用方法。由于胸腔积液生长迅速且持续存在，患者常因大量积液的压迫出现严重呼吸困难，甚至导致死亡。因此，对于这类患者需反复胸腔穿刺抽液。但反复抽液可使蛋白丢失太多（1L胸液含蛋白40g），故治疗甚为棘手，效果不理想。为此，正确诊断恶性肿瘤及组织类型，及时进行合理有效治疗，对缓解症状、减轻痛苦、提高生存质量、延长生命有重要意义。全身化疗对于部分小细胞肺癌所致胸腔积液有一定疗效。纵隔淋巴结有转移者可行局部放射治疗。在抽吸胸液后，胸腔内注入包括阿霉素、顺铂、氟尿嘧啶、丝裂霉素、硝卡芥、博来霉素等在内的抗肿瘤药物，是常用的治疗方法。这有助于杀伤肿瘤细胞、减缓胸液的产生，并可以引起胸膜粘连。胸腔内注入生物免疫调节剂，是近年探索治疗恶性胸腔积液较为成功的方法，诸如短小棒状杆菌疫苗（CP）、IL-2、干扰素β、干扰素γ、淋巴因子激活的杀伤细胞（LAK细胞）、肿瘤浸润性淋巴细胞（TIL）等，可抑制恶性肿瘤细胞、增强淋巴细胞局部浸润及活性，并使胸膜粘连。为闭锁胸膜腔，可在用胸腔插管将胸液引流完后，注入胸膜粘连剂，如四环素、红霉素、滑石粉，使两层胸膜发生粘连，以避免胸液的再度形成。若同时注入少量利多卡因及地塞米松，可减轻疼痛及发热等不良反应。

（四）漏出性胸腔积液

对于漏出性胸腔积液主要针对原发病进行治疗，原发病被控制后，积液通常可自行消失。当积液量大引起明显临床症状时或原发病治疗效果不佳时，可通过胸腔闭式引流术等方法缓解症状。

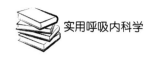

第三节　肺功能检查及其进展

一、概述及一般要求

(一)肺功能检查的临床意义

1. 早期检出肺、气道病变、协助诊断

人体的呼吸功能有巨大的代偿能力,在疾病早期由于机体的代偿作用,临床不适往往不显著。同时,大多数疾病的发展是缓慢的,人体能够逐渐对此适应,也因而不易引起患者的重视。更为重要的是,一旦患者出现呼吸困难后,肺功能只要轻微的继续下降,就会导致非常明显的气促加重,呼吸困难程度呈指数型上升。肺功能损害越重,则其呼吸困难越重、生活质量也越差,其恢复的可能性就越小。因此,应在疾病的早期,即在肺功能损害的早期,出现呼吸困难等症状以前及时地发现和治疗,对预防疾病的不可逆进展具有重要的意义。

2. 评估疾病的病情严重程度:COPD、哮喘

全球慢性阻塞性肺疾病(COPD)防治倡议将 COPD 的气流受限严重程度分为轻、中、重和极重度。肺功能的损害程度与疾病的严重程度有明确的相关性。如 COPD 肺功能损害严重者其临床症状增多、急性加重频发、生活质量恶化、并发症增多、住院率和病死率明显增加。但需注意,肺功能损害的程度并不完全等同于呼吸疾病的严重程度,对疾病严重程度的判断,除肺功能外,还需综合考虑众多因素的影响。

3. 评估疾病的病情进展

肺功能的追踪能反映疾病的进展速度与预后,对追踪随访疾病的发展或转归有很大的帮助。如呼气峰流量(PEF)的监测可实时监控哮喘患者的气道功能状况,了解哮喘的变化规律。当 PEF 下降且变异率增大时,提示临床有可能出现哮喘的急性加重,需要给予积极的平喘抗感染治疗。又如 TORCH 研究及 UPLIFT 研究分别对 COPD 患者进行了 3 年和 4 年的追踪观察,发现中度气流受限的患者其肺功能年下降率比重度和极重度的更快,即疾病的进展速度更快,而更早期的治疗可促进其肺功能恢复和延缓疾病进展,张富强等的研究同样显示 COPD 越早期治疗其气道可逆的成分越大,说明通过肺功能监测和评估对预防疾病的进展判断有重要的意义。

4.评定药物和其他治疗方法的疗效

如支气管舒张剂有 β_2 受体激动剂、M 受体拮抗剂、茶碱类药物等多种药物,其中以哪种药物的支气管扩张效能为最强?通过采用随机交叉试验方式,以肺功能的改善为主要研究指标,比较了上述三种药物不同顺序叠加的支气管舒张效果,结果显示,β受体激动剂的支气管舒张效果最强,M 受体拮抗剂的作用次之,而茶碱的支气管舒张作用最弱。因此,肺功能检查,可更好地对患者的治疗加以正确的指导。又如部分间质性肺疾病对大剂量糖皮质激素治疗的反应相当好,但另一部分却几乎没有作用。另一方面,大剂量糖皮质激素的应用也可能带来许多副反应,有些甚至是非常严重的。如何判断是否应该使用糖皮质激素治疗?肺功能检查,通过了解治疗前后肺容量、肺通气功能的改变,特别是肺弥散功能的改变,能够敏感地反映治疗对肺间质炎症的抑制作用和治疗效果,可以起到很好的指导治疗作用。目前开展的许多评估哮喘、COPD、间质性病变等的临床试验,肺功能检查往往作为主要研究指标或重要指标加以考察。

5.劳动强度、耐受力、职业病的评估

对重体力劳动者的劳动强度、运动员的运动能力等进行评估,可通过静态的肺功能检查和动态的运动心肺功能检查综合判断。这对运动员的发展潜能有很好的预测作用,目前已作为科学选拔运动员的重要参考条件之一。另外,近年来工业粉尘暴露者有所增加,矽肺等职业病的发病率在上升,而工人们维护自身权益的意识不断增强,要求做工伤和劳动能力鉴定的案例也在增加。伤残等级的判断其中重要的标准之一就是肺功能的损害程度,甚至可以说肺功能对职业性肺病的鉴定有举足轻重的作用。

6.危重病人的监护

危重患者的监护包括许多方面,如心血管监护、血流动力学监护、肝功能的监护、肾功能的监护等等,呼吸监护也是不可或缺的监护内容,甚或是呼吸系统疾病监护的主要内容。呼吸监护包括呼吸频率、呼吸方式、呼吸节律、呼吸气量、呼吸阻力、胸肺顺应性、呼吸功、呼吸肌电、呼吸机送气压力、血气分析及气体交换能力等诸多内容。通过对这些肺功能参数的监测,可及时和准确地反映病人的呼吸功能状况,进而指导临床治疗方案的设定和调整,以及人工通气的建立或撤离等。

7.评估胸肺外科手术耐受力

临床上,我们常常遇到一些难题困扰,如原有明显呼吸困难的 COPD 病人不幸又患上了肺部肿瘤,通过外科手术把肿瘤切除是目前治疗的首要方法,但在原来呼吸困难较为明显的情况下,他能耐受肺叶切除手术吗?能够回答这样问题的,只有通过肺

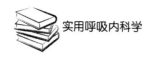

功能检查,了解其肺功能的基础情况和代偿能力后,才能对其对手术的耐受力和可能出现的术后并发症进行比较准确的评估。因此,肺功能检查目前已作为胸外科手术术前的必要检查项目,也是其他一些大型手术(如肾移植)等准入项目的必要检查。

8.鉴别呼吸困难和咳嗽的原因

肺功能检查是鉴定呼吸困难是否因呼吸系统疾病所导致的重要检查方法。运动心肺功能检查则对鉴别可能同时合并有心血管疾病和呼吸系统疾病的患者,其呼吸困难的主因是由哪个系统的疾病所引起的有所帮助。心血管疾病主要表现为心血管反应异常,而呼吸反应异常则是呼吸系统疾病的主要表现。

(二)哪些人应该做肺功能检查

(1)长期咳嗽的患者。

(2)长期吸烟者。

(3)不明原因胸闷、气短、呼吸困难者。

(4)慢性阻塞性肺疾病者。

(5)支气管哮喘者。

(6)间质性肺疾病患者。

(7)肺血管病和慢性心功能不全者。

(8)职业病患者。

(9)手术适应证的选择。

(10)手术麻醉可行性分析、风险评估。

(三)用力肺通气功能测定的禁忌证

(1)近期心绞痛或心肌梗死。

(2)严重心功能紊乱。

(3)未控制的高血压(收缩压>200mmHg,舒张压>100mmHg)。

(4)HR>120bpm。

(5)主动脉瘤。

(6)近期有大咯血。

(7)气胸、肺大泡。

(8)妊娠期患者。

(9)癫痫病史。

（四）受试者的注意事项

1.检查前需排除的影响因素

检查前需了解受试者最近的用药情况,包括使用的药物名称、类型、剂量、最后使用的时间等,判断是否会影响检查结果。支气管舒张剂(如肾上腺素能受体兴奋剂、胆碱能受体拮抗剂、黄嘌呤类药物)、支气管收缩剂(如肾上腺素能受体抑制剂)、激素类药物、抗过敏类药物等均应根据检查的目的、项目及药物的半衰期而停药。(如果检查目的是为了评价气道的反应性或可逆性,则应避免用药。但如果是为了观察某种药物或治疗方法的疗效,则可继续用药。)此外,检查前 2h 应禁止大量进食,检查当天禁止饮用可乐、咖啡、浓茶等,检查前 1h 禁止吸烟,检查前 30min 禁止剧烈运动。预约检查时就应告知患者具体的停药方法以及禁止从事的活动。

2.年龄、身高和体重

肺功能检查前应记录受试者的年龄(岁)、身高(m 或 cm)和体重(kg),便于计算肺功能预计值。测量身高时应赤脚,双脚并拢,尽量站直,双眼平视前方,并选用准确的量尺。避免选用折叠的标尺,以减少标尺使用失误导致的误差。胸廓畸形的患者,如脊柱后凸者,可通过测量臂距来估算身高(两只手伸直张开后左右手两中指尖的距离就是你的身高)。测量体重时应脱去厚重衣服。

3.坐位或立位均可进行检查

临床上主要采用坐位检查,更为安全,可避免因晕厥而摔伤。应注意双脚必须能平踏实地,双脚悬空者不能达到最大力量的呼吸配合。选用有靠背而无轮子的椅子,靠背主要是出于安全的考虑,方便受试者不适时休息。

但在测试时受试者不应靠在靠背上,这不利于受试者的用力呼吸动作。如需使用轮椅时应锁住轮子。年幼儿童检查时可采用站立位。肥胖者立位可能更利于深呼吸,因此这些受试者立位时用力呼气量及流量更大。正常体重者立位与坐位时的检测值往往相差不大,但复查时要求每次都采用相同的体位。如采取立位,应在受试者身后放置椅子,一旦受试者在测试过程中感到头晕等不适时可随时坐下来休息。

有些受试者因受伤或其他原因不能站立或坐起来,只能采取卧位检查,这种情况下所检查出的结果偏低,应在报告中记录检查时的体位。

4.检查动作的练习

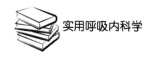

二、常用肺功能检查方法

(一)肺通气功能检查(肺量计检查)

肺通气功能检查(肺量计检查)既可反映肺容量的改变,也可反映气道通畅性以及气道反应性的改变,并且具有检测方法简单易行、重复性好、有质量控制标准、仪器便宜等众多优点,并且大多数肺部疾病的损害都可在通气功能检查中有所反映,因此目前在临床上是最为广泛采用的检查;是临床肺功能检查的基础,也是首要检查的方法。

1. 肺通气功能测试方法

肺活量测试:受检者先是平静呼吸 3 ~ 4 次,在平静呼气末等听到"嘀"的一声响后进行最大吸气,吸到不能吸为止,接着呼气呼到不能呼为止,再变成平静呼吸后即可按 STOP 键停止。

用力肺活量测试:测试时,受检者取立位,加鼻夹,含吹筒,先平静地呼吸数次适应后,嘱受检者深吸气到肺总量位,然后让受检者以最大的力气、最快的速度呼气至残气位,再用力吸气后即可按 STOP 键结束了。

最大通气量测试:平静地呼吸 4 ~ 5 次后,让受检者以最大呼吸幅度、最大呼吸速度持续呼吸 12s,其间呼吸次数在 10 ~ 15 次;也可提前终止。此时测试仪同步显示 MVV 曲线。

2. FVC 检查的质量控制标准:

(1)呼气起始标准:呼气起始无犹豫,有爆发力,F－V 曲线显示 PEF 尖峰出现。

(2)呼气结束标准:受试者不能或不应继续呼气。呼气时间 ≥3s(10 岁以下儿童)或 ≥6s(10 岁以上受试者),或 T—V 曲线显示呼气平台出现(容积变化 < 0.025L)持续 1S 以上。

(3)可接受的呼气标准:达到满意的试验开始标准;呼气第 1 秒无咳嗽,曲线平滑,其后亦无影响结果的咳嗽;达到满意的试验结束标准;没有声门关闭;没有漏气;牙齿或舌头无堵塞咬口器;呼气期间没有再吸气。一条有用的曲线仅需符合以上前两个条件,但可接受的曲线必须符合以上全部条件。

(4)可重复性:在 3 次可接受的测试中,FVC 和 FEV1,的最佳值与次佳值之间的差异应 ≤0.150L。

3. FVC 和时间肺活量检查结果的选择

FVC 和 FEV1 均取所有符合可接受标准的测试中的最大值,可来自不同的测试。

FVC 与 FEV1 总和最大的曲线为最佳测试曲线。MMEF、FEF50%、FEF75% 等指标均从最佳测试曲线上取值。

4.肺量计检查的正常参考值

FVC、FEV、PEF 等指标直接以参考值的 80% 为正常值下线;FEV1/FVC 无公认标准,原则上应结合病史和其他肺功能指标、检查图形进行诊断,推荐以 FEV1/FVC ≥ 92%预计值为正常,避免与慢阻肺的诊断标准测定值混淆。

(二)支气管舒张试验

在病人吸入支气管扩张气雾剂(如沙丁胺醇 15～30min,异丙托溴铵 30～60min)后,再行肺功能检查,可提示阻塞过程的可逆性(即哮喘的成分)。FVC 或 FEV1 改善大于12%通常认为有意义。阳性诊断标准:1.FEV1 较用药前增加 12% 或以上,且其绝对值增加 200ml 或以上;2.PEF 较治疗前增加 60L/min 或增加 >20%;当一次支气管舒张试验出现阴性结果时,并不表示气道阻塞一定是不可逆的或支气管舒张剂治疗无效,需仔细分析原因,必要时重复检查。另外,亦可强化临床治疗,如口服糖皮质激素 1～2 周或规律使用长效支气管舒张剂 2～4 周后再复查肺功能,如 FEV1 和(或)FVC 增加≥12%且绝对值增加≥200ml,仍可认为支气管舒张试验阳性。

吸入支气管扩张剂之后 FEV1/FVC <0.70 表明存在气流受限,即可诊断 COPD。应用这一固定比值(FEV1/FVC)可能在老年人群中导致诊断过度。相反,年龄 <45 岁的成人有可能导致 COPD 的诊断不足。

(三)支气管激发试验

. 支气管激发试验系用某种刺激,使支气管平滑肌收缩,再用肺功能做指标,判定支气管狭窄的程度,从而用于测定气道高反应性。根据激发剂的不同,常用的可分为药物试验、运动试验、蒸馏水或高渗盐水激发试验、特异性支气管激发试验等.在药物试验中,吸入醋甲胆碱(一种胆碱能药物)后流量明显下降,可能提示为哮喘。

(四)肺弥散功能检查

弥散功能是换气功能中的一项测定指标。用于评价肺泡毛细血管膜进行气体交换的效率。肺的弥散是指氧和二氧化碳通过肺泡及肺毛细血管壁在肺内进行气体交换的过程。弥散的途径包括了肺泡气、肺泡毛细血管壁、肺毛细血管内血浆、红细胞及血红蛋白。气体沿着这个途径,根据高浓度一端向低浓度一端进行交换,所以这个过程可以是双向的。氧的弥散速度比二氧化碳要慢得多,这是因为氧不易溶解在体液里。因此,当患者弥散功能发生异常时,氧的交换要比二氧化碳更易受影响,在临床上

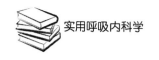

肺弥散功能的障碍可明显影响动脉血氧水平。一氧化碳的弥散量可通过单次呼吸进行测定。病人吸入一定量的一氧化碳，屏气 10s 后，然后呼气. 对肺泡气(呼气末)样本进行 CO 分析，对这次呼吸时吸收的量进行计算，并用 ml/min/mmHg 表达。

（五）气道阻力检查

气道阻力可从动态肺容量和呼出气流量推算得到，最大吸气压和最大呼气压反映了病人通过一密封的连于一压力计的阻力，分别代表用力吸气和呼气时的呼吸肌肌力；与 MVV 一样，最大压力在神经肌肉疾病中皆下降(如重症肌无力、肌萎缩、格林—巴利综合征)，这些压力和肺活量，经常在机械通气病人床边测定，用于预测机械通气病人的撤机成功率。

（六）运动试验

在运动时或运动后重复生理测定，可帮助判断在呼吸困难病因上心肺疾病各占的地位，帮助残疾障碍的评估和监测康复过程是否有效。

三、肺通气功能检查的运用

（一）常用肺功能指标

1.肺容量

潮气量、补吸气量、补呼气量和肺活量可用肺量计直接测定，功能残气量及残气量不能直接用肺量计来测定，只能采用间接的方法进行测量，目前常依据质量守恒定律使用气体稀释法(氦稀释法)进行测量。肺总量(TLC)测定可由肺活量与残气容积相加求得。

肺活量是指最大深吸气后作最大呼气所能呼出的气量，是评价肺功能的常用指标。影响因素:呼吸肌力、肺、胸廓的弹性及气管阻力。

2.肺的通气功能

（1）潮气量:在静息状态下，每次吸入或呼出的气体量称之为潮气量。但严格地讲，吸入量大于呼出量，这是因为呼吸商(二氧化碳排出量与氧摄入量之比)小于 1 的缘故。

（2）每分钟静息通气量:是指在静息状态下，每分钟吸入或呼出的气量，也被称为每分通气量，MV = 潮气量×呼吸频率。正常男性为 6.6L/min，女性为 5.0L/min。临床意义:大于 10L/min 为通气过度，可导致呼吸性碱中毒;小于 3L/min 为通气不足，可导致呼吸性酸中毒和低氧血症。

（3）用力呼气肺活量:是指在深吸气后以最大速度、最大用力呼出的全部气量;可以计算出第一秒、第二秒、第三秒呼出气量,并分别计算其占用力呼气肺活量的百分比,其正常平均值:第一秒为83%,第二秒为96%,第三秒为99%,在正常情况下,VC 与 FVC 相等,但在气流阻塞的情况下,用力呼气可致气道陷闭,VC 可略大于 FVC。重症患者,不能接受最大通气量的测定,可做此检查推算最大通气量。预计最大通气量 =0.302×第一秒用力肺活量 ±10.85。

(4)容积时间曲线(V－T 曲线)常用指标——最大呼气中期流速:

最大呼气中期流速:将 FVC 曲线起始至终止两点平均分为四等分,取其中间 2/4 段的肺容量与其所用的呼气时间之比所得之值,MMEF = bc/ab 单位:L/sec。

临床意义:MMEF 反映的是呼气的非用力部分,至一定程度用力时流量恒定不变,流量的下降大小取决小气道的直径,反映了小气道气流阻塞,比 FEV1,FEV1% 能灵敏反映小气道阻塞情况。

(5)流量—容积曲线(F－V 曲线)常用指标——最大呼气流量:最大呼气流量为 PEF,最大吸气流量为 PIF.流量下降为 0 时的容积为 FVC。纵向虚线把 FVC 平分为 4 等份,用力呼出每 1 等份(75%、50%、25% FVC)时的瞬间呼气流量分别为 FEF25%、FEF50%、FEF75%,分别是反映呼气早、中、后期的流量指标。反之,用力吸入 50% FVC 的瞬间吸气流量为 FIF50%。

曲线的形状和各种参数的大小取决于用力呼气过程中的呼气力量、胸肺弹力、肺容积及气道阻力对呼气流量的综合影响,常用来反映多种通气功能的异常。在曲线的起始部分,呼气肌的长度最长,收缩力最大,流量也最大,在图形上表现为流量迅速升高至峰值,其后呼吸肌长度线性缩短,收缩力线性减弱,流量也线性下降,故称为用力依赖部分。在曲线终末部分,呼吸肌长度显著缩短,呼气肌收缩力显著降低,流量的大小与小气道的通畅程度更密切,故称为非用力依赖部分。

FEF25:用力呼出 25% 肺活量时呼气流量:指完成 FVC 初始 25% 容积时的最大呼气流量。指 FVC75% 容积时的呼气流量。习惯上称为 75% 用力肺活量呼气流量。

FEF50:用力呼出 50% 肺活量时呼气流量:指完成 FVC50% 容积时的最大呼气流量,是反映小气道功能的常用指标。习惯上称为 50% 用力肺活量呼气流量,指 FVC50% 容积时的呼气流量。

FEF75:用力呼出 75% 肺活量时呼气流量:指完成 FVC75% 容积时的最大呼气流量,是反映小气道功能的常用指标。习惯上称为 25% 用力肺活量呼气流量,指 FVC25% 容积时的呼气流量。

如上述,PEF 和 FEF25 取决于呼气力量、大小气道通畅程度和胸肺弹性的共同作

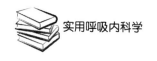

用,而 FEF50 和 FEF75 更主要取决于小气道的通畅程度。在小气道或肺组织弹性轻微受损时,常仅有 FEF50 和 FEF75 的下降,PEF 和 FEF25 无变化,此时 FEF50 和 FEF75 是反映小气道功能的指标。在严重小气道病变时,不仅有 FEF50 和 FEF75 的显著下降,也有 PEF 和 FEF25 的下降,因此 PEF、FEF25 和 FEF50、FEF75 结合可较好反映小气道功能的轻微和严重异常。

(6)最大自主通气量是指 1 分钟以最大幅度和最快的速度呼吸所能吸入或呼出的气量。正常成人男性为 $104 \pm 2.3L/min$,女性为 $82.5 \pm 2.15L/min$,临床上通常用实际值占预计值的百分比表示。临床意义:反映了气管的动态功能,当大气管有病变时,MVV 明显减少。当小气管有病变时 MVV 可减低,但不甚敏感;MVV 反映了呼吸动力学的综合情况(呼吸储备),临床上常将其作为外科手术呼吸耐受性的可靠指标。

(7)通气储量百分比(VR%):为检查通气储备功能,临床上用 VR% 表示。VR% =[(最大通气量 – 每分通气量)/最大通气量]×100%。

正常值为 93% 以上。通气储量百分比常作为能否胜任胸部手术的判定指标。

(二)肺通气功能障碍的类型

依通气功能损害的性质可分为阻塞性、限制性(拘束性)及混合性通气障碍。

在正常情况下,VC 与 FVC 相等;FEV1 反应呼吸肌力大小及气管阻力(特别是大气管阻力)的大小,故 VC 正常、FEV1 减少,通气障碍为阻塞性;反之 FEV1 正常、VC 减少则为限制性;VC 和 FEV1 均减少则为混合性。阻塞型改变(大气道)MVV 明显降低,限制型改变时 MVV 正常或降低。

(三)通气功能障碍的程度

通气功能障碍程度的判断应结合临床资料,其划分目的是协助临床医生判断疾病的严重程度,不论阻塞性、限制性或混合性通气障碍,均依照 FEV1 占预计值的百分比来判断。

(四)通气功能检查的结果分析

依据肺通气功能检查结果及进一步的肺功能检查,其检查结果可能有四种:阻塞性通气功能障碍、限制性通气功能障碍、混合性通气功能障碍以及通气功能正常。

1.阻塞性通气功能障碍

指气道阻塞引起的通气障碍,原则上以 FEV1/FVC 下降为标准。若 FEV1/FVC 低于预计值的 92% ,即使 FEV1 占预计值百分比 >80% 亦可判断为阻塞性通气功能障碍。MMEF、FEF50 等指标显著下降,MVV 也可下降,但 FVC 在正常范围或只轻度下降。F－V 曲线的特征性改变为呼气相降支向容量轴的凹陷,凹陷愈明显者气流受限愈重。此时首先需判断其阻塞部位是在大气道阻塞还是中、小气道阻塞。

小气道功能障碍:是气道阻塞的早期表现。早期病变时临床上可无症状和体征,通气功能改变也不显著,FVC、FEV1 及 FEV1/FVC 尚在正常范围,但 MMEF、FEF50、FEF75 可显著下降,说明其对通气功能的影响主要为呼气中、后期的流量受限。当该 3 项指标中有 2 项低于 LLN,可判断为小气道功能障碍。此时可再进一步检查做气道阻力测定。同时,为了了解其气道阻塞是否可以得到改善,即了解其气道可逆性改变的情况,可申请做支气管舒张试验。如舒张试验阳性,特别是通气功能恢复正常,可考虑受试者患有哮喘。COPD 也可有舒张试验阳性,但即使肺功能有所改善,仍不能恢复至正常,是 COPD 与哮喘的主要鉴别点之一。对于通气功能检查提示气道阻塞者,还可结合胸部 X 线检查,考虑进行肺容量检查,了解患者是否有肺过度充气。

2. 限制性通气功能障碍

指胸肺扩张受限引起的通气障碍,如通气功能显示以肺容积(如 SVC 或 FVC 等)下降为主,提示限制性通气功能障碍,主要表现为 FVC 明显下降,气流明显受限者 FVC 也可下降,FVC 的判断效能受影响,故肺容量指标如 TLC、RV 及 RV/TLC 对限制性通气障碍的判断更为精确。

因为在肺过度充气时,主要表现为残气量的增加,此时肺活量可以减少,但肺总量应没有减少,甚或会增加。因此肺总量的检查可排除假性限制性通气功能障碍。

3. 混合性通气功能障碍

兼有阻塞及限制两种表现,主要为 TLC、VC 及 FEV1/FVC 的下降,而 FEV1 降低更明显。F－V 曲线显示肺容量减少及呼气相降支向容量轴的凹陷。此时应与假性混合性通气障碍区别,后者的 VC 减少是由于肺内 RV 增加所致,作 RV 测定或支气管舒张试验可资鉴别。

4. 通气功能检查正常

通气功能检查正常一般情况下该受试者的肺功能是良好的,可大致判断其肺功能正常,无须进一步进行其他肺功能检查,但除外以下的情况:

(1)准备做胸外科手术者。根据 ERS 及欧洲胸外科学会的联合建议,即使肺通气功能检查正常,也应加做一氧化碳弥散功能测试,如两者均在正常范围内(>80% 预计值),可予手术治疗。如弥散功能有异常,则需进一步做运动心肺功能检查或区域肺功能检查(核素肺通气或肺灌注扫描),以判断受试者的通气代偿能力和手术区域的肺功能状态,这对判断手术耐受力和预防术后并发症的发生甚有帮助。

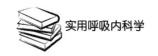

（2）受试者有反复咳嗽、胸闷、喘息发作的病史。这些受试者可能合并有哮喘（包括咳嗽变异型哮喘），往往易受生物钟波动规律的影响而出现夜间症状发作和通气功能障碍，但在日间肺功能检查时可表现为正常。此外，这些受试者在受到外界因素的强烈刺激（如剧烈运动、吸入过敏源、吸入冷空气等）时可诱发其气道痉挛，但如没有暴露于这些刺激因素时也可表现正常。因此通气功能正常并不代表其肺功能没有问题。可对这些患者进行支气管激发试验。如激发试验阳性，提示气道反应性增高，结合其临床病史，可考虑哮喘或其他气道高反应性疾病的诊断。

（3）受试者有呼吸困难，特别是运动后呼吸困难的病史。由于通气功能检查是反映静态的肺功能状态，即使其基础通气功能正常，也不能反映运动过程中的呼吸功能障碍，因此需要了解运动中的呼吸功能改变，特别是患者伴有冠心病、高血压、心律不齐等病史，此时更需要对呼吸困难是由于呼吸系统疾病还是心血管系统疾病所导致的进行鉴别。运动心肺功能检查，通过运动—心—肺耦联可以检测出运动中出现的呼吸困难是由于运动系统、呼吸系统或心血管系统的原因所导致。如检查结果发现呼吸反应异常，如呼吸储备下降、呼吸频率反应异常等，提示运动受限是由于呼吸系统疾病所致，这常见于 COPD，即使在疾病早期也可反映异常；如检查提示心血管系统反应异常，如氧脉（摄氧量／心率）增加、心律失常、无效腔通气增加等，提示运动受限是由于心血管系统疾病所致；如心、肺反应均在正常范围，则运动后呼吸困难的出现可能是心、肺外因素所引起，如异常的呼吸调节（高通气综合征）、症状感知敏感性疾病（如焦虑）、贫血、血液系统疾病等，需进一步进行相应的检查。

5. 肺功能检查诊断思路

必须强调的是，所有肺功能检查的评估，不能脱离临床资料单独评估，这也是肺功能评估中常常遇到的过于简单化思考的问题。密切结合临床病史、体征、其他检查结果以及对治疗的反应等，是正确评估肺功能的基础，只看肺功能结果就轻易做出判断常会导致误诊。

第四节 胸部影像学新进展

一、胸部影像学检查技术

(一)X线检查

1. 胸部摄影

胸部摄影是胸部疾病最常用的检查方法,常规摄影体位如下:

(1)正位:通常为后前位,站立前胸壁靠片,双臂尽可能内旋,X线自背部射入。不能站立的患者,采用仰卧前后位。

(2)侧位:患侧侧胸壁靠片,两手抱头,X线自健侧射入。

(3)斜位:常用于显示肋骨腋段的骨折。

(4)前弓位立位:主要用于显示肺尖部及与锁骨、肋骨重叠的病变。

2. 胸部透视

方法简单,可多体位观察病变,并可观察膈肌的活动度及心脏的搏动状态等。透视不易发现细微病变,因此仅作为胸部摄片的补充检查。

3. 特殊检查

高千伏摄影即应用电压不低于120kV,5~7mAs的摄影。由于X线穿透力强,可减少胸壁软组织、肋骨对肺内病变的干扰,使肺纹理显示清楚,有利于中央型肺癌、纵隔病变及尘肺等的观察。由于DR、CT及MR的应用,高千伏摄影应用已不多。

4. 造影检查

血管造影主要有肺动脉及支气管动脉造影,用于检查肺动脉瘤、肺动静脉瘘、肺动脉发育不良及不明原因的咯血。由于螺旋CT,尤其是多层CT增强扫描的应用,肺部血管造影也已很少应用。

(二)CT检查

1. 普通扫描(平扫)

系不使用对比剂的常规扫描,扫描范围通常从肺尖至肺底,也可根据定位片所见,进行局部选层扫描。对多数胸部病变,平扫能满足诊断要求。平扫通常分别使用肺窗观察肺,纵隔窗(或称软组织窗)观察纵隔。

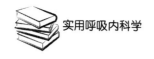

2. 增强扫描

通常是在平扫的基础上进行,为经静脉快速注射对比剂后再进行的扫描,仅使用纵隔窗观察。主要用于鉴别病变为血管性或非血管性、明确纵隔病变与心脏大血管的关系、了解病变的血供情况,帮助鉴别良、恶性病变等。

3. 高分辨力扫描

高分辨力CT扫描技术为薄层扫描及高分辨力算法重建图像的检查技术。主要用于观察病灶的微细结构,对弥漫性肺间质病变及支气管扩张的诊断具有突出效果,常用肺窗观察,它是常规扫描的一种补充。

4. 动态扫描

注射对比剂后对某感兴趣区行多次快速扫描,以了解对比剂的浓度变化,主要用于明确血供丰富的病灶或血管性病变。

5. CT灌注成像

在静脉快速团注对比剂时,对感兴趣区层面进行动态CT扫描,从而获得感兴趣区时间—密度曲线。曲线中CT值的变化可反映组织中碘聚集量随时间的变化而变化,因此可有效地反映局部肺组织血流灌注量的改变。

6. 多层面CT扫描

系X线管一次旋转过程中同时获得4层、8层或16层面图像数据的成像系统。多层面CT扫描明显缩短胸部扫描的时间,提高纵轴方向的空间分辨力。多层面CT扫描可对肺部病灶进行多方位观察,且具有肺结节分析功能、肺支气管成像、肺含气量测定及支气管仿真内镜功能等。

(三)MRI检查

1. 检查方式

自旋回波、反转恢复及饱和恢复序列,以自旋回波最常用。此外,有减少呼吸运动伪影的呼吸触发相位编码技术、心电门控技术、流动补偿技术、快速自旋回波及平面回波等技术。常规应用SE - T1WI及FSE - T2WI。

2. 扫描断面

常规先行横断面成像,必要时行冠状面或矢状面成像。

3. 肺血管成像

成像技术有时间飞越法和相位对比法两种。时间飞越法是利用流动相关增强效应,相位对比法是利用血流中的相位效应。

二、胸部钙化病变的影像学诊断

钙化可发生在胸部的纵隔、心血管、肺内及胸壁等部位。这里将按钙化病变在胸部的上述四种基本分布类型进行分析。

(一)纵隔内钙化病变

1. 纵隔肿瘤钙化

(1)胸内甲状腺肿:约25%可见钙化,多见于甲状腺腺瘤。X线表现为上纵隔胸腔入口肿块影,肿块密度均匀,钙化主要在包膜,并向肿瘤内深入,形成不规则絮状钙化团影。CT能清楚地显示病变与周围组织的解剖位置关系,来自甲状腺的肿块,密度不均匀,钙化常见且形态各异,增强后有不同程度的强化。MRI对诊断有特殊有利于显示和颈部甲状腺及血管的关系,一般表现为长 T1 和长 T2 信号,信号均匀或不均匀,钙化则表现为无信号区。

(2)畸胎瘤:多见于前、中纵隔区,呈圆形或不规则肿块,钙化形态多样,有包膜钙化,瘤内可有骨骼、牙齿等。CT表现为囊壁不太厚的圆形或椭圆形肿块,内容物多为密度偏低均匀一致的液体,部分可见钙化影像,但只有肿块内的牙、骨影像才有特异性的定性价值。CT能清楚地显示脂肪密度与钙化密度,能较准确地反映肿块的解剖位置关系,并对良性畸胎瘤做出准确的定位和定性诊断。

(3)胸腺瘤:肿块位于胸骨后间隙,心脏大血管交界区前,密度多均匀,钙化多为弧形或散在钙化。CT表现为前纵隔内圆形、卵圆形或分叶状软组织肿块,多数密度均匀,部分发生囊样变性,形成低密度区。钙化可点状、弧形或环形,但对鉴别良恶性没有意义。

(4)纵隔神经源肿瘤:纵隔神经源肿瘤 X 线表现为脊柱旁沟内圆形、椭圆形或长形肿块,少数可发生小点状钙化影,如发生囊性变,也可见弧线样钙化。CT 表现为一侧的脊柱旁沟区内的圆形或卵圆形肿块,良性肿瘤边缘光滑锐利,与周围结构分界清楚,多为软组织密度,偶见肿瘤内点状钙化灶,多数密度均匀,呈中度均匀一致性强化;而恶性者体积较大,多数密度不均且呈不均匀强化,轮廓不规则,与周围结构之间的脂肪界面消失,侵及邻近结构,破坏附近骨骼,且钙化少见。MRI 多表现为后纵隔脊柱旁肿块,边界清楚,SE 序列上多呈中、长 T_1 和长 T_2 信号,信号强度多数均匀一致。横轴面图像肿瘤呈圆形或卵圆形,部分呈哑铃状伸入椎管内,相应部位的椎间孔增宽,邻近的椎体和胸壁可被侵蚀;肿瘤可发生囊性变,其囊变区呈长 T_1 和长 T_2 信号;瘤体可出现钙化,针尖状或粗索状,CT 显示比 MRI 优越。

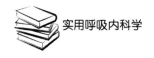

2．纵隔淋巴结钙化

纵隔淋巴结炎，特别是结核性炎症，治愈后形成淋巴结钙化，正位胸片不易发现，但侧位及 CT 常可发现单个或多个圆形钙化，直径 1 ~ 3cm 大小，边缘不规则，可单独存在，也可与肺门淋巴结钙化同时存在。

3．气管、支气管软骨钙化

常发生于老年人，多为生理性改变，常无临床症状，因而无临床意义。钙化沿气管支气管分布，呈圆形、竹节状或虚线状。这种特殊部位和形态改变，对诊断有重要意义。

（二）心血管钙化

1．主动脉和肺动脉钙化

动脉粥样硬化患者多见。主动脉钙化发生在弓部，为宽 1 ~ 3mm，长 2 ~ 3cm 的弧形钙化影，侧位或斜位多不能显示，CT 检查具有可靠性。肺动脉钙化多发生于肺动脉段和近端，其发生率较主动脉钙化少得多。

2．心内膜和瓣膜钙化

心内膜钙化发生在心房和心室内栓塞的病例，心肌梗死后或室壁瘤形成后出现。其典型 X 线表现是在心脏轮廓内壁见环形钙化。而瓣膜钙化常见于主动脉瓣和二尖瓣，钙化多表现为一个或多个钙化斑。三尖瓣和肺动脉瓣钙化较少见。常规 CT 仅能显示瓣膜钙化，呈颗粒状或斑片状，心脏瓣膜钙化，可作冠心病的预测因子。

3．心肌和心包钙化

心肌钙化多为冠状动脉栓闭锁的结果。常见于心室室壁瘤，膨出的室壁瘤的边缘血栓形成，长期后发生钙化。正位片呈带状钙化影，局部心室壁膨出，左前斜位才环形钙化。心包钙化最常见于晚期缩窄性心包炎，钙化发生在心脏的边缘呈蛋壳样。

（三）肺内钙化病变

1．肺结核钙化

肺结核钙化最常见于原发病病灶。一侧肺野内出现斑点状钙化影，3 ~ 5mm 大小，肺门并有淋巴结钙化，偶见其内线样钙化相连，为淋巴管的钙化。粟粒性肺结核，治愈后常发生肺内多发性播散性钙化，钙化结节大小相等，针尖大小，广泛分布双肺；浸润性肺结核，除浸润、干酪、纤维病变外，常有钙化病变，多与干酪病灶、增殖病灶和空洞同时存在，有时也可见单纯钙化灶，钙化形态多样，有条状、斑块状、结节状、粟粒状和沙砾状。

2. 肺门淋巴结钙化

为胸部钙化的最常见部位,常被 X 线发现。绝大多数是原发性肺结核治愈的残迹。结核性肺门淋巴结钙化,一般呈密度很高的致密影,边缘较光滑,类圆形或不规则形。肺门淋巴结钙化,可侵入支气管腔内,产生支气管结石综合征,X 线表现为肺门区钙化影,可伴其他部位淋巴结钙化、肺不张及感染。CT 可明确钙化位于较大支气管腔内。矽肺引起肺门淋巴结钙化,多呈蛋壳样,多为 2 个以上,直径约 1cm 以上的环形,厚约 2mm 以上,为矽肺的特征性表现之一。结合职业病史,不难诊断。

3. 肺肿瘤钙化

肺内良性肿瘤以错构瘤钙化较常见,约 1/3 以上可见钙化,X 线表现为孤立圆形结节,边缘较规则锐利或分叶状,钙化为爆米花样,是错构瘤的特征性改变。CT 表现为圆形或椭圆形肿块,一般直径小于 3.0cm,可无明显钙化或见典型爆米花状或斑点状钙化。肺内恶性肿瘤钙化,较少见,X 片难以发现;CT 或 HRCT 可见小的偏心性钙化,代表以前钙化斑点被肿瘤生长卷入,或肿瘤坏死后钙盐沉着所致,诊断时应慎重。少数原发性支气管肺癌也有一定特征,如斑点状或小结节状的少数目钙化。肺转移瘤钙化,多见于骨肉瘤、软骨肉瘤、滑膜肉瘤,表现为小的钙化斑点,与结核病灶相似,但分布于中下肺野,数目较多,短期内复查可见病变数目增多;也可以是软组织密度的转移灶内有粗的钙化斑。乳腺癌、结肠癌、卵巢的黏液腺癌的肺转移瘤也可见细砂钙化。甲状腺乳头状癌的肺转移有时呈弥漫性粟粒状钙化,小的钙化结节可发展为大的肿块,既有软组织成分也有钙化成分。

4. 尘肺钙化

矽肺,铁、锡、碘等高密度物质进入肺内,均可形成钙化或钙化密度的病变。肺内矽结节钙化,常伴有肺门淋巴结蛋壳样钙化,结节比粟粒性钙化大,直径小于 1cm。吸入高密度粉尘,在肺内形成类似钙化密度的阴影,称假性钙化,一般结合职业史,不难诊断。

5. 心脏病肺内钙化

风心病长期二尖瓣狭窄者,肺内可并发小结节状或骨针样钙化,其 X 线表缘清晰锐利,2～8mm,对称地分布于双下肺野,肺尖罕见,应区别于肺结核钙化。

6. 胸膜钙化

常发生于结核性胸膜炎、脓胸或血气胸之后。X 线表现为:胸膜钙化常与胸膜肥厚同时存在,大片胸膜钙化可致局部胸廓下陷,肋间隙变窄,病变多呈线样、斑片状或珊瑚状。有时前后胸壁胸膜钙化,正位胸片与肺组织重叠,易误认为肺结核钙化。切

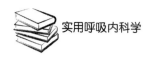

线位摄片或 CT 检查,可明确病变部位。CT 检查在胸膜病变方面有着普通 X 线片不能比拟的优越性。

7.肺内其他钙化

其他罕见原因也可引起肺内钙化。如肺寄生虫病、肺泡微石症等。肺吸虫病愈合期可引起肺内钙化,X 线表现为双肺下野密度均匀的小钙化点,两个钙化点常合并排列,使其特征性改变,CT 表现为呈环状、点状或片状钙化。肺泡微石症多具有家族性,X 线表现为双侧性、广泛的砂粒样阴影,以肺底明显,肺尖较少,细小砂粒样钙化微结节,双肺弥漫性分布而中下肺野为著;CT 尤以 HRCT 有助于早期发现小钙化、随访、病灶定性以及确定小囊肿等。钙化微结节具有周边征、束征、线样钙化影优先出现于舌段和中叶的前外侧段以及上叶的前部等特征。

(四)胸壁钙化

胸壁钙化,在胸片上重叠于肺内,近似肺内钙化。肋软骨钙化,多在 25 岁后出现,从双侧第 1 肋软骨开始,以后自下向上依次发生钙化,第 2 肋软骨最晚出现。第 1 肋软骨钙化鉴别要点:钙化与第 1 肋前端相接,深吸气后摄片,肋软骨钙化向上移位,而肺内钙化则向下移位。第 2 ~ 10 肋软骨钙化呈横行或"V"字形,与肋骨前端相连。肋软骨骨瘤钙化、肋骨骨折骨痂形成及肋骨软骨肉瘤,均可形成钙化,与肺组织重叠,详细分析病变部位和形态,诊断不难,仍有困难时,CT 检查可明确诊断。胸壁钙化团块、异物、锁骨上淋巴结钙化和骨化性肌炎等,均可形成钙化,重叠于肺内。详细查体、连续胸片位置不变,侧位片可能在肺外,常可鉴别。

第五节　呼吸衰竭发病机制和病理生理

呼吸衰竭是由各种原因导致严重呼吸功能障碍,引起动脉血氧分压(PaO_2)降低,伴或不伴有动脉血二氧化碳分压($PaCO_2$)增高而出现一系列病理生理紊乱的临床综合征。它是一种功能障碍状态,而不是一种疾病,可因肺部疾病引起也可能是各种疾病的并发症。

一、缺 O_2 和 CO_2 潴留的发生机制

(一)通气不足

在静息呼吸空气时,总肺泡通气量约为 4L/min,才能维持正常的肺泡氧和二氧化

碳分压。肺泡通气量减少,肺泡氧分压下降,二氧化碳分压上升。呼吸空气条件下吸入氧浓度为20.93%,二氧化碳接近零。

（二）通气/血流比例失调

肺泡的通气与灌注周围毛细血管血流的比例必须协调,才能保证有效的气体交换。正常每分钟肺泡通气量(VA)4L,肺毛细血管血流量(Q)5L,两者之比为0.8.如肺泡通气量在比率上大于血流量（>0.8）。则形成生理无效腔增加,即为无效腔效应;肺泡通气量在比率上小于血流量（<0.8）,使肺动脉的混合静脉血未经充分氧合进入肺静脉,则形成动静脉样分流。通气/血流比例失调,产生缺O_2,而无CO_2潴留。此因混合静脉血与动脉血的氧分压差要比CO_2分压差大得多,前者为7.98kPa,而后者仅0.79kPa,相差10倍。故可借健的肺泡过度通气,排出较多的CO_2,以代偿通气不足肺泡潴留的CO_2,甚至可排出更多的CO_2,发生呼吸性碱中毒。由于血红蛋白氧离解曲线的特性,正常肺泡毛细血管血氧饱和度已处于平坦段,即使增加通气量,吸空气时,肺泡氧分压虽有所增加,但血氧饱和度上升甚少,因此借健全的通气过度的肺泡不能代偿通气不足的肺泡所致的摄氧不足,因而发生缺O_2。

（三）肺动—静脉样分流

由于肺部病变如肺泡萎陷、肺不张、肺水肿和肺炎实变均可引起肺动脉样分流增加,使静脉血没有接触肺泡气进行气体交换的机会。因此,提高吸氧浓度并不能提高动脉血氧分压。分流量越大,吸氧后提高动脉血的氧分压效果越差,如分流量超过30%,吸氧对氧分压的影响有限。

（四）弥散障碍

氧弥散能力仅为二氧化碳的1/20,故在弥散障碍时,产生单纯缺氧。

（五）氧耗量

氧耗量增加是加重缺O_2的原因之一,发热、寒战、呼吸困难和抽搐均将增加氧耗量。寒战耗氧量可达500ml/min,严重哮喘,随着呼吸功的增加,氧耗量可为正常的十几倍。氧耗量增加,肺泡氧分压下降,正常人借助增加通气量以防止缺氧。

二、缺O_2、CO_2潴留对机体的影响

（一）对中枢神经的影响

脑组织耗氧量占全身耗量的1/5～1/4。中枢皮质神经元细胞对缺氧最为敏感,缺O_2的程度和发生的急缓对中枢神经产次价高生不同的影响。如突然中断供O_2,改

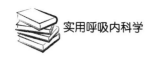

吸纯氮20秒钟可出现深昏迷和全身抽搐。逐渐降低吸 O_2 的浓度,症状出现缓慢,轻度缺 O_2 可引起注意力不集中、智力减退、定向障碍;随缺 O_2 加重,动脉血氧分压 (PaO_2)低于 6.66kPa 可致烦躁不安、神志恍惚、谵妄;低于 3.99kPa 时,会使神志丧失,乃至昏迷;低于 2.66kPa 则会发生不可逆转的脑细胞损伤。

CO_2 潴留使脑脊液氢离子浓度增加,影响脑细胞代谢,降低脑细胞兴奋性,抑制皮质活动;随着 CO_2 的增加,对皮质下层刺激加强,引起皮质兴奋;若 CO_2 继续升高,皮质下层受抑制,使中枢神经处于麻醉状态。在出现麻醉前的患者,往往有失眠、精神兴奋、烦躁不安的先兆兴奋症状。

缺 O_2 和 CO_2 潴留均会使脑血管扩张,血流阻力减小,血流量增加以代偿之。严重缺 O_2 会发生脑细胞内水肿,血管通透性增加,引起脑间质水肿,导致颅内压增高,挤压脑组织,压迫血管,进而加重脑组织缺 O_2 ,形成恶性循环。

(二)对心脏、循环的影响

缺 O_2 可刺激心脏,使心率加快和心搏量增加,血压上升。冠状动脉血流量在缺 O_2 时明显增加,心脏的血流量远超过脑和其他脏器。心肌对缺 O_2 十分敏感,早期轻度缺 O_2 即在心电图上显示出现,急性严重缺 O_2 可导致心室颤动或心脏骤停。缺 O_2 和 CO_2 潴留均能引起肺动脉小血管收缩而增加肺循环阻力,导致肺动脉高压和增加右心负担。

吸入气中 CO_2 浓度增加,可使心率加快,心搏量增加,使脑、冠状血管舒张,皮下浅表毛细血管和静脉扩张,而使脾和肌肉的血管收缩,再加心搏量增加,故血压仍升高。

(三)对呼吸影响

缺 O_2 对呼吸的影响远较 CO_2 潴留的影响为小。缺 O_2 主要通过颈动脉窦和主动脉体化学感受器的反射作用刺激通气,如缺 O_2 程度缓慢加重,这种反射迟钝。

CO_2 是强有力的呼吸中枢兴奋剂,吸入 CO_2 浓度增加,通气量成倍增加,急性 CO_2 潴留出现深大快速的呼吸;但当吸入超过 12% CO_2 浓度时,通气量不再增加,呼吸中枢处于被抑制状态。而慢性高碳酸血症,并无通气量相应增加,反而有所下降,这与呼吸中枢反应性迟钝、通过肾脏对碳酸氢盐再吸收和 H^+ 排出,使血 pH 值无明显下降,还与患者气阻力增加、肺组织损害严重,胸廓运动的通气功能减退有关。

(四)对肝、肾和造血系统的影响

缺 O_2 可直接或间接损害肝使谷丙转氨酶上升,但随着缺 O_2 的纠正,肝功能逐渐恢复正常。

动脉血氧降低时,肾血流量、肾小球滤过量、尿排出量和钠的排出量均有增加;但当 PaO_2 浓度 <5.3kPa 时,肾血流量减少,肾功能受到抑制。

组织低氧分压可增加红细胞生成素促使红细胞增生。肾脏和肝脏产生一种酶,将血液中非活性红细胞生成素的前身物质激活成生成素,刺激骨髓引起继发性红细胞增多。有利于增加血液携氧量,但亦增加血液黏稠度,加重肺循环和右心负担。

轻度 CO_2 潴留会扩张肾血管,增加肾血流量,尿量增加;当 $PaCO_2$ 浓度超过 8.64kPa,血 pH 明显下降,则肾血管痉挛,血流减少,HCO_3^- 和 Na^+ 再吸收增加,尿量减少。

（五）对酸碱平衡和电解质的影响

严重缺 O_2 可抑制细胞能量代谢的中间过程,如三羧酸循环、氧化磷酸化作用和有关酶的活动。这不但降低产生能量效率,还因产生乳酸和无机磷引起代谢性酸中毒。由于能量不足,体内离子转运的钠泵遭损害,使细胞内钾离子转移至血液,而 Na^+ 和 H^+ 进入细胞内,造成细胞内酸中毒和高钾血症。代谢性酸中毒产生的固定酸与缓冲系统中碳酸氢盐起作用,产生碳酸,使组织二氧化碳分压增高。

pH 取决于碳酸氢盐与碳酸的比值,前者靠肾脏调节(1～3 天),而碳酸靠肺调节(数小时)。健康人每天由肺排出碳酸达 15000mmol 之多,故急性呼衰 CO_2 潴留对 pH 影响十分迅速,往往与代谢性酸中毒同时存在时,因严重酸中毒引起血压下降,心律失常,乃至心脏停搏。而慢性呼衰因 CO_2 潴留发展缓慢,肾减少碳酸氢排出,不致使 pH 明显降低。因血中主要阴离子 HCO_3^- 和 Cl^- 之和为一常数,当 HCO_3^- 增加,则 Cl^- 相应降低,产生低氯血症。

第六节 胸腔镜在临床上的应用

一、胸腔镜

胸腔镜被誉为 20 个世纪胸外科界的重大突破之一,是胸部微创外科的代表性手术。胸腔镜外科手术(电视辅助胸腔镜手术)使用现代电视摄像技术和高科技手术器械装备,在胸壁套管或微小切口下完成胸内复杂手术的微创胸外科新技术,它改变了一些胸外科疾病的治疗概念,被认为是 20 世纪末胸外科手术的最重大进展,是未来胸外科发展的方向。

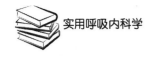

实用呼吸内科学

（一）概述

电视胸腔镜手术和常规开胸手术有很大区别，难度要大得多。他通常是在 3～4 个 1.5cm 的胸壁小切口下进行。医生是看着电视用特殊的手术器械完成手术，这就等于将医生的眼睛伸到了病人的胸腔内进行手术操作。所以，手术视野、病变显现、手术切除的范围以及安全性甚至好于开胸手术。电视胸腔镜手术对医生的要求更高更严格，必须经过严格的胸腔镜手术培训，能及时正确处理术中遇到的各种不同于开胸手术的意外情况。

（二）胸腔镜的历史

追溯其历史，胸腔镜技术最早起源于 20 世纪初，早在 1912 年，瑞典的 Jacobeus 就对胸腔镜技术进行了报道，但是限于器械和技术的原因，在很长时间内胸腔镜技术仅用于胸膜疾病的诊断和结核性胸膜炎的胸膜粘连松解。直到 20 世纪 90 年代，随着内镜摄像系统的进步，以及内镜用切割缝合器及其他内镜下器械（剪刀及分离钳等）的出现，外科胸腔镜技术才大规模发展起来。

1992 年，北京大学的王俊教授创立了我国电视胸腔镜和胸部微创外科，自此我国的胸外科进入了微创发展时代。

2000 年 5 月，北京大学人民医院胸部微创中心正式成立。在此基础上我们仍不断探索，胸部保留胸肌小切口，胸腔镜辅助小切口等手术方式的应用均在极大程度上克服了原有手术方式创伤大、病人恢复困难等缺点。为了进一步与国际接轨，该中心规模化的开展电视纵隔镜手术，并将此项技术用于肺癌病人的术前分期，使肺癌患者尤其是 Ⅲa 期患者的术前分期更加准确，治疗计划更加规范。为了更好地进行技术交流和推广，由王俊教授主编，充分展示该中心在胸部微创技术方面成就的《胸腔镜和纵隔镜手术图谱》已经出版发行。该中心将在总结前一阶段成果的基础上，进一步规范化规模化开展多种形式的胸部微创手术，为这一技术在中国的深入发展做出更大的努力。

二、胸腔镜手术

胸腔镜手术（电视辅助胸腔镜手术）使用现代摄像技术和高科技手术器械装备，在胸壁套管或微小切口下完成胸内复杂手术的微创胸外科新技术，它改变了胸外科疾病的治疗理念，被誉为 20 个世纪胸外科界的重大突破之一，是胸部微创外科的代表性手术，也是未来胸外科发展的方向。

完全胸腔镜手术仅需做 1～3 个 1.5 厘米的胸壁小孔。微小的医用摄像头将胸腔内的情况投射到大的显示屏幕,等于将医生的眼睛放进了病人的胸腔内进行手术。手术视野根据需要可以放大,显示细微的结构,比肉眼直视下更清晰更灵活。所以,手术视野的暴露、病变细微结构的显现、手术切除范围的判断及安全性好于普通开胸手术。电视胸腔镜手术对医生的要求更高更严格,必须经过严格的胸腔镜手术培训,才能真正掌握完全胸腔镜下复杂手术的操作。

(一)手术的优点

(1)手术创伤小:普通开胸手术的创伤很大,切口在20cm以上,胸壁损伤严重,切断了胸壁各层肌肉,而且还要强行撑开肋间10~20cm,术后疼痛一直难以解决。而胸腔镜手术一般在胸壁上开3个1.5cm长小切口即可完成手术,且无须撑开肋间,大大减少了手术创伤,胸腔镜手术后当天患者即可下床活动。

(2)术后疼痛轻:普通开胸手术因胸壁创伤大,术中强行撑开肋间,术后疼痛明显,胸痛可持续数月至数年,大部分患者术后活动受限。胸腔镜手术因无须撑开肋间,术后患者疼痛明显减轻,手术当天即可下床活动,术后2~4周可恢复正常工作。

(3)对肺功能影响小:胸腔镜手术由于不切断胸壁肌肉,不撑开肋骨,与常规开胸手术相比,很大程度上保留了胸廓的完整性和患者的呼吸功能,因此患者术后肺功能情况和活动能力均优于常规开胸手术患者。

(4)对免疫功能影响小:手术不同程度会降低机体的免疫功能,手术创伤越大对免疫功能的影响就越大,胸腔镜和传统开胸相比明显减少手术创伤,对免疫功能的影响大大减少。

(5)术后并发症少,更美观。

(二)手术适应证

1.诊断性手术适应证

可应用于多种胸腔疾病包括胸膜、肺部、纵隔、心包疾病以及胸外伤的诊断。可清晰地全面的观察胸腔内情况,可照相和录像,并能获得足够的组织进行病理学检查。

2.治疗性手术适应证

(1)胸膜疾病:自发性气胸、血胸、脓胸、乳糜胸、胸膜肿瘤所致胸腔积液等。

(2)肺部疾病:肺良性肿块切除、肺癌根治、终末肺气肿的肺减容。

(3)食道疾病:食管平滑肌瘤、食管憩室、贲门失弛缓症、食管癌。

(4)纵隔疾病:胸腺及其他部位纵隔肿瘤,纵隔囊肿等。

(5)其他:手汗症、乳糜胸、心肺外伤、胸廓畸形等。

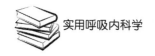

（三）手术的禁忌证

电视胸腔镜手术使一些肺功能较差的患者获得了手术治疗的机会,扩大了胸部手术的适用范围。其主要禁忌证是:不能耐受单肺通气麻醉及严重心肺功能不全。

（四）麻醉

（1）气管内双腔插管全麻:适用于大部分胸腔镜手术。

（2）气管内单侧插管全麻:适用于一些紧急情况下,可迅速将气管插管直接插入非手术侧的主支气管内,以使手术侧的肺塌陷。

（五）体位

根据病变的部位、性质和手术方式进行体位选择。

1. 切口设计原则

（1）第一切口不可过低以免伤及腹腔内器官。

（2）切口间不可相距太近以免器械互相碰撞。

（3）三个切口间呈三角形排列与病灶呈倒三角形。

2. 侧卧位

最常用体位,术中可根据需要进行适当调整。一般做 3 个 1～1.5cm 长的小切口,将放置胸腔镜的切口选在腋中线至腋后线的第 7 肋或第 8 肋间,待明确病变部位后再确定另外两个切口的位置,切口间距 10～15cm,应呈三角形分布。

3. 半侧卧位

仰卧后将一侧之背部垫高 30°～45°或旋转手术台达到需求之体位。适用于前纵隔、心包、心脏手术。

4. 仰卧位

同胸骨正中切口体位,适用于前纵隔病变手术和双侧胸内病变二期手术的病例。将放置胸腔镜的切口选在腋前线第 4 肋或第 5 肋间其余切口按上述原则安排。

（六）胸腔镜手术的发展

1. 电视胸腔镜手术是历史发展的必然

近年来,随着电子和信息等技术的飞速发展,人类已经可以在地球上自由地操控火星车,在军事上也实现了远距离(几百公里)的精确打击;显然,我们 50 年不变的传统胸外科手术方法如同飞行员驾机目测轰炸一样,已远远落后于时代了;社会和病人都要求我们这些站在手术床边的当代外科医生,能够适时地利用高科技手段为患者提供既能安全可靠的祛除病灶,又能最大限度减少创伤的手术方法;电视胸腔镜手术就是在这样一个大环境下应运而生的,它是科技和社会发展的必然。

2.电视胸腔镜手术的先进性

创伤小、痛苦轻、疗效好、恢复快、切口符合美容要求等优点是其先进性的典型表现;它是胸部微创外科的代表性手术,其临床应用已经改变了一些胸外科疾病的治疗理念,尤其在重新界定某些疾病的手术适应证、禁忌证和手术入路方面有了很大进展;在国内外许多先进的医疗中心,它已占到胸外科总手术例数的三分之一甚至一半以上;其应用比例和应用范围也在一定程度上反映了一个医院胸外科的技术水平。

3.电视胸腔镜手术的地位

它是现代外科的代表,为临床工作提供了一个全新的治疗手段,给一直沉闷的胸外科领域带来一片生机。目前,它已经可以用于胸外科各种疾病的诊疗,并取得了相同的疗效,成为胸外科常用手术方法之一。但是,电视胸腔镜手术还不能完全替代传统手术;鉴于不同技术水平的医生能够开展手术的范围存在很大差别的,其适应证尚在进一步完善过程中。在实际工作中,开展胸腔镜手术一定要遵守循序渐进的原则,切不可为做胸腔镜而做,牢记病人的利益第一。另外,电视胸腔镜手术还远不是外科技术的顶点,它只是一个过渡阶段或曰传统与未来的桥梁,正如它是建立在传统胸外科手术基础之上一样,它也是未来手术的基础;在已应用的机器人手术以及可以预见未来更先进的遥控手术中,胸腔镜仍是手术操作系统的重要组成部分之一,没有胸腔镜的显示和引导,这些更先进的手术都无从谈起。

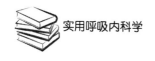

第三章　肺部感染

第一节　肺部感染概述

肺部感染又名肺炎,指终末气道、肺泡和肺间质的炎症,可由疾病微生物、理化因素,免疫损伤、过敏及药物所致。细菌性肺炎是最常见的肺炎,也是最常见的感染性疾病之一。引起肺炎的病原很复杂,包括细菌、病毒、支原体等多种,以及放射线、吸入性异物等理化因素引起。其中由肺炎球菌引起的肺炎最为多见。临床表现主要有发热、咳嗽、咳痰、呼吸困难,肺部 X 线可见炎性浸润阴影,可伴胸痛或呼吸困难等。幼儿性肺炎,症状常不明显,可有轻微咳嗽。细菌性肺炎采用抗生素治疗,7～10 天多可治愈。病毒性肺炎的病情稍轻,抗生素治疗无效。

肺炎指由不同病原体或其他因素导致的肺部炎症,是一种相当古老的疾病,在公元前 1200 年的埃及木乃伊上就找到了此病存在的证据,在抗生素出现之前的时代,据估计罹患肺炎者大约有三分之一的人将难免一死。抗生素的出现虽然使肺炎的死亡率大大地下降,但时至今日,作为儿科常见病的肺炎,每年仍可导致约 140 万儿童死亡(其中 99% 的死亡发生在发展中国家),是儿童死亡的第一病因,故我们称其为儿童"第一杀手"绝非虚言。

肺炎可由细菌、病毒、真菌、寄生虫等致病微生物,以及放射线、吸入性异物等理化因素引起。细菌性肺炎采用适当的抗生素治疗后,7～10 天之内,多可治愈。病毒性肺炎的病情稍轻,药物治疗无功效,但病情持续很少超过 7 天。

一、分类

(一)解剖形态学分类

将肺炎分成大叶性肺炎、支气管肺炎、间质肺炎及毛细支气管炎等。

(二)根据病原体分类

包括细菌性肺炎,常见细菌有肺炎链球菌、葡萄球菌、嗜血流感杆菌等。

病毒性肺炎,常见病毒如呼吸道合胞病毒、流感病毒、副流感病毒、腺病毒等。其他如真菌性肺炎、支原体肺炎、衣原体肺炎等。

（三）根据病程分类

分为急性肺炎、迁延性肺炎及慢性肺炎,一般迁延性肺炎病程长达 1～3 月,超过 3 个月则为慢性肺炎。

（四）根据感染途径分类

包括社区型肺炎和院内感染型肺炎等。社区型肺炎是严重的疾病,在英国是第四大主要死因,在美国则是第六大死因。

院内感染性肺炎,又称为医院肺炎,是因其他疾病或治疗而住院后所得到的一种肺部感染。其被认定与社区感染性肺炎为不同的疾病,因为病因、微生物学、治疗及预后都不同。住院病患有很多造成肺炎的危险因子,包括呼吸器使用、长期营养不良、潜在心肺疾病、胃酸缺乏及免疫疾病等。

（五）根据临床表现分类

包括典型性肺炎和非典型性肺炎。

对于短时间内无法明确病因的肺炎,则根据其临床表现分类。病原体明确的肺炎往往在临床表现中有一定的规律,临床表现相对典型,如肺炎球菌性肺炎有发热、咳嗽,肺部听诊有小水泡音,胸片显示片状阴影,可称为典型性肺炎。

再如支原体肺炎,在人们认识这种疾病之前,发热、咳嗽、肺部听诊、胸部 X 片等临床表现均不典型,故刚开始也曾被称为非典型性肺炎。后来,在经过血清免疫学等检查,找到并分离出肺炎支原体后,就将其从非典型肺炎之中分出来,不再将支原体肺炎称为非典型肺炎。所以非典型肺炎只是一种人们暂时还没有找到明确的病原体之前的一种过渡性名称。

（六）其他种类肺炎

严重急性呼吸系统综合征(SARS),卡氏肺囊虫性肺炎,闭塞性细支气管炎伴机化性肺炎以及嗜酸细胞性肺炎。

二、病因

肺炎是细菌、病毒等致病微生物侵入肺脏引起的炎症,引起肺炎的病因多种,多种病原体引起,如细菌、病毒、真菌、寄生虫等,其他如放射线、化学、过敏因素等亦能引起肺炎。其中以病原体引起的肺炎多见。

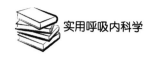

免疫防御机制如对吸入气体的过滤和湿化、会厌和咳嗽反射、支气管纤毛黏液排泄系统、体液和细胞免疫功能的作用,使气管、支气管和肺泡组织保持无菌状态。免疫功能受损(如受寒、饥饿、疲劳、醉酒、昏迷、毒气吸入、低氧血症、肺水肿、尿毒症、营养不良、病毒感染以及应用糖皮质激素、人工气道、鼻胃管等)或进入下呼吸道的病原菌毒力较强或数量较多时,则易发生肺炎。

(一)细菌性肺炎

多种细菌均可引起肺炎,其中绝大多数为肺炎球菌,其中以Ⅲ型致病力最强。肺炎球菌为革兰阳性球菌,有荚膜,其致病力是由于高分子多糖体的荚膜对组织的侵袭作用。少数为肺炎杆菌、金黄色葡萄球菌、溶血性链球菌、流感嗜血杆菌等。

(1)需氧革兰染色阳性球菌,如肺炎球菌、金黄色葡萄球菌、甲型溶血性链球菌等。

(2)需氧革兰染色阴性菌,如肺炎克雷白杆菌、流感嗜血杆菌、埃希大肠杆菌、绿脓杆菌等。

(3)厌氧杆菌如棒状杆菌、梭形杆菌等。

(二)病毒性肺炎

如腺病毒、呼吸道合胞病毒、流感病毒、麻疹病毒、巨细胞病毒、单纯疱疹病毒等都是肺炎的发病原因。

(三)支原体肺炎

由肺炎支气体引起。

(四)真菌性肺炎

肺炎的发病原因如白色念珠菌、曲菌、放线菌等感染。

(五)其他病原体所致肺炎

如立克次体(如Q热立克次体)、衣原体(如鹦鹉热衣原体)、弓形体(如鼠弓形体)、原虫(如卡氏肺孢子虫)、寄生虫(如肺包虫、肺吸虫、肺血吸虫)等。机体免疫力低下者(如艾滋病患者)容易伴发肺部卡氏肺包子虫、军团菌、鸟形分枝杆菌、结核菌、弓形体等感染。

三、临床表现

（一）症状

多数起病急骤，常有受凉淋雨、劳累、病毒感染等诱因，约 1/3 病人患病前有上呼吸道感染。病程 7～10 天。

1. 寒战与高热

典型病例以突然寒战起病，继之高热，体温可高达 39～40℃，呈稽留热型，常伴有头痛、全身肌肉酸痛，食量减少。抗生素使用后热型可不典型，年老体弱者可仅有低热或不发热。

2. 咳嗽与咳痰

初期为刺激性干咳，继而咳出白色黏液痰或带血丝痰，经 1～2 天后，可咳出黏液血性痰或铁锈色痰，也可呈脓性痰，进入消散期痰量增多，痰黄而稀薄。

3. 胸痛

多有剧烈侧胸痛，常呈针刺样，随咳嗽或深呼吸而加剧，可放射至肩或腹部。如为下叶肺炎可刺激膈胸膜引起剧烈腹痛，易被误诊为急腹症。

4. 呼吸困难

由于肺实变通气不足、胸痛以及毒血症而引起呼吸困难、呼吸快而浅。病情严重时影响气体交换，使动脉血氧饱和度下降而出现发绀。

5. 其他症状

少数有恶心、呕吐、腹胀或腹泻等胃肠道症状。严重感染者可出现神志模糊、烦躁、嗜睡、昏迷等。

（二）体征

肺炎球菌肺炎患者多呈急性面容，双颊绯红，皮肤干燥，口角和鼻周可出现单纯性疱疹。有败血症者，皮肤黏膜可有出血点，巩膜黄染，心率增快或心律不齐。革兰阴性杆菌肺炎病变范围大者，可有肺实变体征，双肺下野及背部可闻及湿性啰音。肺炎支原体肺炎患者体征多不明显，可有咽部中度充血，肺部干、湿啰音，耳镜可见鼓膜充血、甚至出血，呈炎症性改变。病毒性肺炎胸部体征亦不突出，有时偶尔可在下肺闻及湿啰音。

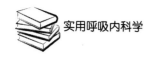

第二节 病原体肺炎

一、细菌性肺炎

细菌性肺炎是最常见的肺炎,也是最常见的感染性疾病之一,它主要包括肺炎链球菌、金黄色葡萄球菌、肺炎克雷白杆菌、流感嗜血杆菌、铜绿假单胞菌等肺炎,对儿童及老年人的健康威胁极大。

(一)病因

按解剖学分类,肺炎可分为大叶性、小叶性和间质性。为便于治疗,现多按病因分类,主要有感染性和理化性肺炎。理化性有放射线、毒气、药物以及变态反应性,如过敏性肺炎等。临床所见绝大多数为细菌、病毒、衣原体、支原体、立克次体、真菌和寄生虫等引起的感染性肺炎,其中以细菌性最为常见。肺炎的病原体因宿主年龄、伴随疾病与免疫功能状态、获得方式而有较大差异。社区获得性肺炎的常见病原体为肺炎链球菌、流感嗜血杆菌、支原体、化脓性链球菌、军团菌、病毒、衣原体等,而医院内肺炎中则以铜绿假单胞菌与其他假单胞菌、肺炎克雷白杆菌、大肠埃希氏菌、阴沟与产气肠杆菌、变形杆菌、耐甲氧西林金葡菌和真菌等常见。吸入性肺炎大多数为厌氧菌感染所致。

(二)临床表现

细菌性肺炎的症状变化较大,可轻可重,决定于病原体和宿主的状态。常见症状为咳嗽、咳痰,或原有呼吸道症状加重,并出现脓性痰或血痰,伴或不伴胸痛。

1.症状

常有受寒、劳累等诱因或伴慢性阻塞性肺病、心力衰竭等基础疾病。三分之一患者病前有上呼吸道感染史,多数起病较急。部分革兰阴性杆菌肺炎、老年人肺炎、医院内获得性肺炎起病隐匿。发热常见,多为持续高热,抗生素治疗后热型可不典型。咳嗽、咳痰甚多,早期为干咳,渐有咳痰,痰量多少不一。痰液多呈脓性,金葡菌肺炎较典型的痰为黄色脓性或脓血性痰,肺炎链球菌肺炎为铁锈色痰,肺炎克雷白杆菌肺炎为砖红色黏冻样痰,铜绿假单胞菌肺炎呈淡绿色痰,厌氧菌感染痰常伴臭味。抗菌治疗后发展至上述典型的痰液表现已不多见。咯血少见。部分有胸痛,累及胸膜时则呈针刺样痛。下叶肺炎刺激膈胸膜,疼痛可放射至肩部或腹部,后者易误诊为急腹症。全身症状有头痛、肌肉酸痛、乏力,少数出现恶心、呕吐、腹胀、腹泻等胃肠道症状。重症患者可有嗜睡、意识障碍、惊厥等神经系统症状。

2. 体征

患者呈急性病容,呼吸浅速,部分有鼻翼翕动。常有不同程度的发绀和心动过速。少数可出现休克(在 24 小时内血压骤降至 90/60mmHg 以下甚至测不出,伴烦躁、面色苍白、四肢厥冷、少尿、心动过速和心音减弱等),多见于老年人。肺炎链球菌肺炎常伴口唇单纯疱疹,早期胸部体征可无异常发现或仅有少量湿啰音。随疾病发展,渐出现典型体征。单侧肺炎可有患侧呼吸运动减弱、叩诊音浊、呼吸音降低和湿性啰音。实变体征常提示为细菌性感染。老年人肺炎、革兰阴性杆菌肺炎和慢性支气管炎继发肺炎,多同时累及双侧,查体双下肺可闻及湿性啰音。

血白细胞总数和中性粒细胞多有升高。老年体弱者白细胞计数可不增高,但中性粒百分比仍高。肺部炎症显著但白细胞计数不增高常提示病情严重。动脉血氧分压常显示下降。

(三)检查

1. 胸部 X 线检查

最常见表现为支气管肺炎型改变,通常无助于肺炎病原的确定,但某些特征对诊断可有所提示,如肺叶实变、空洞形成或较大量胸腔积液多见于细菌性肺炎。葡萄球菌肺炎可引起明显的肺组织坏死、肺气囊、肺脓肿和脓胸。革兰阴性杆菌肺炎常呈下叶支气管肺炎型,易形成多发性小脓腔。

2. 细菌学检查

痰或胸水涂片检查,培养致病菌及抗生素敏感试验。连续两三次为同一细菌生长,致病菌的可能性大。仅一次阳性或多次为不同细菌生长,则可靠性差。细菌浓度≥107CFU/ml 为致病菌,105 ~ 107CFU/ml 为可疑,<105CFU/ml 多为污染菌。

3. 血液检查

白细胞计数及中性粒细胞一般均增高,可有核左移,年老体弱或严重病例白细胞计数可不增高。

4. 免疫学检查

用免疫荧光、酶联免疫吸附试验、对流免疫电泳等方法检测血清病原菌的抗原或抗体,有助于支原体感染和军团菌感染的诊断。聚合酶链反应对病毒的检测有一定的意义。

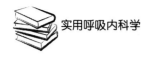

5. 其他检查

必要时行血气分析, 肝、肾功能以及血清电解质等相关检查。

(四) 诊断

根据典型症状与体征, 结合胸部 X 线检查, 易做出初步诊断。年老体衰、继发于其他疾病, 或呈灶性肺炎改变者, 临床表现常不典型, 需认真加以鉴别。

(五) 鉴别诊断

少数非感染性病症可有肺炎类似表现, 如急性呼吸窘迫综合征、充血性心力衰竭、肺栓塞、化学气体吸入、过敏性肺泡炎、药物性肺炎、放射性肺炎、结缔组织疾病累及肺部、肺结核、白血病或其他恶性肿瘤肺内浸润或转移等, 应注意鉴别, 必要时可采用诊断性治疗方法以明确诊断。

(六) 并发症

并发症近年来已很少见。严重感染中毒症患者易发生感染性休克, 尤其是老年人。表现为血压降低、四肢厥冷、多汗、发绀、心动过速、心律失常, 而高热、胸痛、咳嗽等症状并不突出。其他并发症有胸膜炎、脓胸、心包炎、脑膜炎和关节炎等。

(七) 治疗

抗菌治疗是决定细菌性肺炎预后的关键。

抗感染治疗 3 ~ 5 天后, 病情仍无改善甚或恶化, 应调换抗感染药物。已有病原检查结果时, 应根据药敏试验选择敏感的药物。无病原学资料可依, 则应重新审视肺炎的可能病原, 进行新一轮的经验性治疗。轻、中度肺炎总疗程可于症状控制如体温转为正常后 3 ~ 7 天结束; 病情较重者为 1 ~ 2 周; 金葡菌肺炎、免疫抑制患者肺炎, 疗程宜适当延长; 吸入性肺炎或肺脓肿, 总疗程需数周至数月。

其他治疗应根据病情选用, 如吸氧、止咳化痰、输液与抗休克等。

1. 一般性治疗

卧床休息, 进易消化富蛋白质、电解质, 维生素食物, 注意水分的补充。高热者给予物理降温, 必要时给解热药物。

2. 促进排痰

鼓励患者咳嗽、翻身, 或拍背促进排痰。给予祛痰解痉药, 必要时生理盐水雾化吸入。

3. 抗生素的应用

根据患者的疾病严重程度、可能的病原体感染情况, 根据指南推荐合理应用抗菌药物。

4. 免疫治疗

免疫球蛋白、转移因子、胸腺素等免疫调节剂可辅助治疗,有一定帮助。

5. 并发症治疗

合并呼吸衰竭给予氧疗及呼吸支持。有电解质紊乱,肝、肾功能损害者给予相应治疗。脓胸应予引流或外科处理。

二、病毒性肺炎

病毒性肺炎是由上呼吸道病毒感染、向下蔓延所致的肺部炎症。本病一年四季均可发生,但大多见于冬春季节,可暴发或散发流行。临床主要表现为发热、头痛、全身酸痛、干咳及肺浸润等。病毒性肺炎的发生与病毒的毒力、感染途径以及宿主的年龄、免疫功能状态等有关。一般小儿发病率高于成人。

(一)病因

急性呼吸道感染中,病毒感染占90%,而病毒感染则以上呼吸道为主,有普通感冒、咽炎、喉—气管—支气管炎、细支气管炎、婴儿疱疹性咽峡炎以及流行性胸痛等。引起肺炎的病毒不多见,其中以流行性感冒病毒为常见,其他为副流感病毒、巨细胞病毒、腺病毒、鼻病毒、冠状病毒和某些肠道病毒,如柯萨奇、埃可病毒等,以及单纯疱疹、水痘—带状疱疹、风疹、麻疹等病毒。婴幼儿还常由呼吸道合胞病毒感染产生肺炎。病毒性肺炎多发生于冬春季节,可散发流行或暴发。在非细菌性肺炎中,病毒感染占25%~50%,患者多为儿童,成人相对少见。

近年来由于免疫抑制药物广泛应用于肿瘤、器官移植,以及艾滋病的发病人数逐年增多等,单纯疱疹病毒、水痘—带状疱疹病毒、巨细胞病毒等,都可引起严重的肺炎。病毒性肺炎为吸入性感染,通过人与人的飞沫传染,主要是由上呼吸道病毒感染向下蔓延所致,常伴气管—支气管炎,家畜如马、猪等有时带有某种流行性感冒病毒,偶见接触传染。粪经口传染见于肠道病毒,呼吸道合胞病毒通过尘埃传染。器官移植的病例可以通过多次输血,甚至供者的器官引起病毒。血行播散的病毒性肺炎并不伴气管—支气管炎。

(二)临床表现

本病临床表现一般较轻,与支原体肺炎的症状相似。起病缓慢,有头痛、乏力、发热、咳嗽并咳少量黏痰。体征往往缺如。X线检查肺部炎症呈斑点状、片状或均匀的阴影。白细胞总数可正常、减少或略增加。病程一般为1~2周。在免疫缺损的患者,

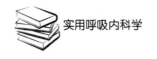

病毒性肺炎往往比较严重,有持续性高热、心悸、气急、发绀、极度衰竭,可伴休克、心力衰竭和氮质血症。由于肺泡间质和肺泡内水肿,严重者可发生呼吸窘迫综合征。体检可有湿啰音。X 线检查显示弥漫性结节性浸润,多见于两下 2/3 肺野。

(三)检查

1. 病原学检查

病毒培养较困难,不易常规开展,肺炎病人的痰涂片仅发现散在细菌及大量有核细胞,或找不到致病菌,应怀疑病毒性肺炎的可能。

2. 血清学检查

急性期和恢复期的双份血清,补体结合试验、中和试验或血清抑制试验抗体滴度增高 4 倍或以上有确诊意义。近年用血清监测病毒的特异性 IgM 抗体,有助早期诊断。免疫荧光,酶联免疫吸附试验,酶标组化法,辣根过氧化物酶—抗辣根过氧化物酶法等,可进行病毒特异性快速诊断。

3. 白细胞

计数正常、稍高或偏低,血沉通常在正常范围,痰涂片所见的白细胞以单核细胞居多,痰培养常无致病细菌生长。

4. 胸部 X 线

检查可见肺纹理增多,小片状浸润或广泛浸润,病情严重者显示双肺弥漫性结节性浸润,但大叶实变及胸腔积液者均不多见。病毒性肺炎的致病原不同,其 X 线征象亦有不同的特征。

(四)诊断

病毒性肺炎的诊断依据为临床症状及 X 线改变,并排除由其他病原体引起的肺炎。确诊则有赖于病原学检查,包括病毒分离、血清学检查以及病毒抗原的检测。呼吸道分泌物中细胞核内的包涵体可提示病毒感染,但并非一定来自肺部,需进一步收集下呼吸道分泌物或肺活检标本作培养分离病毒。血清学检查常用的方法是检测特异性 IgG 抗体,如补体结合试验、血凝抑制试验、中和试验,但仅能作为回顾性诊断,并无早期诊断价值。

(五)治疗

以对症治疗为主,卧床休息,居室保持空气流通,注意隔离消毒,预防交叉感染。给予足量维生素及蛋白质,多饮水及少量多次进软食,酌情静脉输液及吸氧。保持呼吸道通畅,及时清除上呼吸道分泌物等。原则上不宜应用抗生素预防继发性细菌感

染,一旦明确已合并细菌感染,应及时选用敏感的抗生素。目前已证实较有效的病毒抑制药物有:

(1)利巴韦林具广谱抗病毒功能,包括呼吸道合胞病毒、腺病毒、副流感病毒和流感病毒。

(2)阿昔洛韦为一化学合成的抗病毒药,具有广谱、强效和起效快的特点。临床用于疱疹病毒、水痘病毒感染。尤其对免疫缺陷或应用免疫抑制剂者应尽早应用。

(3)更昔洛韦为阿昔洛韦类似物,抑制 DNA 合成。主要用于巨细胞病毒感染。

(4)奥司他韦为神经氨酸酶抑制剂,对甲、乙型流感病毒均有很好作用,耐药发生率低。

(5)阿糖腺苷为嘌呤核苷类化合物,具有广泛的抗病毒作用。多用于治疗免疫缺陷患者的疱疹病毒与水痘病毒感染。

(6)金刚烷胺为人工合成胺类药物,有阻止某些病毒进入人体细胞及退热作用。临床用于流感病毒等感染。

三、真菌性肺炎

引起原发性真菌性肺炎的大多是皮炎芽生菌,荚膜组织胞质菌或粗球孢子菌,其次是申克孢子丝菌,隐球菌,曲菌或毛霉菌等菌属。真菌性肺炎可能是抗菌治疗的一种并发症,尤见于因病情严重或接受免疫抑制治疗以及患有艾滋病而致防御功能下降的病人。

(一)疾病描述

组织胞浆菌病可发生于全球各处,但流行于温带和热带气候的河谷地区。在美国,最常发生于密西西比河和俄亥俄河及东部的河谷地区。密西西比河及俄亥俄河河谷地区的居民,80% 以上接触过真菌。大多数人吸入真菌后不会出现症状。事实上,大多数人仅在进行皮肤试验后始知自己曾接触真菌。患病者可有咳嗽、发热、肌肉疼痛和胸痛。感染可导致急性肺炎,或发展为慢性肺炎,其症状可持续数月。极少数情况下,感染可扩散至身体其他部位,尤其是骨髓、肝、脾和胃肠道。艾滋病及其他免疫系统受损者可出现播散性感染。通常痰液真菌检查和血液抗体检查可确定诊断;但是血液检查仅能证实曾接触过真菌,并非真菌致病的证据。治疗主要包括抗真菌药物,如伊曲康唑或两性霉素 B。

(二)临床特征

(1)常继发于婴幼儿肺炎、肺结核、糖尿病、血液病等;应用抗生素和激素等是主

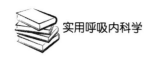

要诱因。这是因为青霉素有刺激白色念珠菌过度繁殖的作用;广谱抗生素抑制体内细菌,使念珠菌失去细菌的制约;皮质激素可抑制体内的免疫功能。

（2）具有支气管肺炎的各种症状和体征,但起病缓慢,多在应用抗生素治疗中肺炎出现或加剧,可有发热,咳嗽剧烈,痰为无色胶冻样,偶带血丝。肺部听诊可有中小水泡音。

（3）若误诊而盲目加大抗生素治疗,往往使病情更加严重,但停用抗生素后常可自愈。

（4）常同时有其他念珠菌感染的病灶,如鹅口疮为最多见,个别可有皮肤或消化道等部位的真菌病。

（5）X 线胸片:大片状阴影,多见肺底和中部,个别为粟粒状阴影,但在短期内可有变化。

（6）血常规:白细胞减少。

（7）痰涂片可查到念珠菌发芽的酵母细胞和菌丝。

（8）临床症状轻而肺部 X 线征象严重;使用抗生素,病势恶化;用抗真菌药物治疗显效。

（三）分布地区

球孢子菌病主要发生于半干旱气候的地区,以美国的西南地区和南美洲及中美洲的某些地区为多见。吸入真菌后,可无症状,或引起急性和慢性肺炎。有些患者,感染可扩散至呼吸道以外组织,主要为皮肤、骨、关节和脑膜。这种并发症多见于男性,尤其是菲律宾人和黑人,以及艾滋病和其他免疫系统受损者。采集痰液标本或其他感染部位标本进行真菌检查或血液抗体检查可确定诊断。治疗主要包括抗真菌药物,如氟康唑和两性霉素 B。

芽生菌病主要发生于美国的东南、中南和中西部地区,以及北美洲大湖周围地区。被吸入后,真菌主要引起肺部感染;但是感染后一般不出现症状。有些患者出现流感样症状。少数情况下,慢性肺部感染的症状可持续数月。病变可扩散至身体其他部位,以皮肤、骨、关节和前列腺为多见。通常其诊断依靠痰中检出真菌。治疗主要包括抗真菌药物,如伊曲康唑或两性霉素 B。

（四）相关信息

其他真菌感染主要发生于严重免疫功能低下者。这些感染包括新型隐球菌所致的隐球菌病;曲霉菌所致的曲霉病;念珠菌所致的念珠菌病;以及毛霉菌病。该四种疾病在全世界各个地区均可发生。隐球菌病为最常见的一种,可发生于健康人,但重症隐球菌病仅见于原有免疫系统疾病如艾滋病的患者。隐球菌病可发生扩散,特别是到达脑膜,引起隐球菌性脑膜炎。曲霉菌可引起艾滋病患者和器官移植者发生肺部感染。肺部念珠菌病为一罕见的感染疾病,主要发生于白细胞减少的患者,如进行化疗的白血病患者。毛霉菌病,一种相对罕见的真菌感染,最常发生于严重糖尿病或白血病患者。该四种真菌感染的治疗均采用抗真菌药物,如伊曲康唑、氟康唑和两性霉素B。但是,患有艾滋病或其他免疫系统疾病的患者常不能康复。

（五）治疗方案

由于广谱抗生素及肾上腺皮质激素的应用,近年来,本病有日渐增加的趋势,治疗措施如下:

（1）发现本病后,应停止使用广谱抗生素、肾上腺皮质激素、免疫抑制剂等。

（2）加强护理及营养,进行全身支持疗法及对症处理:注意补充维生素B族,饮食中要有足够的营养和热量;注意水、电解质平衡;必要时输新鲜血液以提高机体免疫力。

（3）抗真菌药物的应用:

①二性霉素B:对深部念珠菌有强大的抑制作用,是目前治疗深部念珠菌病主要药物,但此药的副作用较大,静滴不久即可出现高热、寒战、恶心、呕吐等反应,长期应用对肝、肾、心肌有毒性作用,所以疗程不要过长。用法:50mg/（kg·日）,先将此药用注射用水10ml溶解,然后加入5%～10%葡萄糖液中稀释成0.1mg/ml的浓度静滴,6～8小时滴完,滴注时药瓶用黑纸包裹避光。

②5—氟胞嘧啶:对念珠菌有良好的抑制作用,单用效果较二性霉素B差,但若两药合用,有协同作用,可增加疗效。副作用较二性霉素B小,应用时可出现消化道症状,长期应用少数患儿可有肝、肾损害、骨髓抑制等。用量:100mg/（kg·日）,分3～4次口服或加入液体内静脉输入。

③大蒜素:有抑制真菌及抗菌、消炎作用。小儿每日10～40mg,加入5%葡萄糖液（不得少于稀释4倍）静脉滴入,每日1次,疗程2周至2个月。副作用少。

④球红霉素:抗菌作用与二性霉素B相同,对念珠菌有较好的抑制作用,但与二性霉素相比,抗菌作用较弱,毒性也较小。用法:首次40～100μkg,每次增加40～100μkg,逐渐增至600～800μkg/次,每日或隔日1次,静脉滴注。

（六）预防

（1）严格掌握广谱抗生素、皮质类固醇、细胞毒、免疫抑制药及抗代谢药物的使用

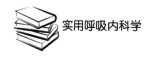

指征、时间和剂量。

（2）及时发现和治疗局灶性真菌感染。

（3）对可疑病例作详细的体格检查，必要时可作咽拭子、大小便、血液等的真菌培养。

（4）长期输液、静脉插管、输注高营养液、气管插管等均应严格按无菌操作进行。

第三节　支气管肺炎

支气管肺炎是儿童尤其是婴幼儿常见的感染性疾病，是儿童住院的最常见原因，2岁以内儿童多发。支气管肺炎又称小叶性肺炎，肺炎多发生于冬春寒冷季节及气候骤变时，但夏季并不例外，甚至有些华南地区反而在夏天发病较多。支气管肺炎最常由细菌、病毒或霉菌及肺炎支原体等病原引起，也可由病毒、细菌混合感染。病毒性肺炎以间质受累为主，细菌性肺炎以肺实质损害为主。肺组织炎症使呼吸膜增厚及下呼吸道阻塞而导致通气与换气功能障碍，主要表现为发热、咳嗽和气促。主要体征有呼吸增快、口周及指、趾端发绀，以及肺部中、细湿啰音。

一、病因

（一）好发因素

婴幼儿时期容易发生肺炎是由于呼吸系统生理解剖上的特点，如气管、支气管管腔狭窄，黏液分泌少，纤毛运动差，肺弹力组织发育差，血管丰富易于充血，间质发育旺盛，肺泡数少，肺含气量少，易为黏液所阻塞等。此年龄阶段的婴幼儿由于免疫系统的防御功能尚未充分发展，容易发生传染病、营养不良、佝偻病等疾患，这些内在因素不但使婴幼儿容易发生肺炎，并且发病比较严重。1岁以下婴儿免疫力很差，故肺炎易于扩散、融合并延及两肺，年龄较大及体质较强的幼儿，机体反应性逐渐成熟，局限感染能力增强，肺炎往往出现较大的病灶，如局限于一叶则为大叶肺炎。

（二）病原菌

凡能引起上呼吸道感染的病原体均可诱发支气管肺炎，但以细菌和病毒为主，其中肺炎链球菌、流感嗜血杆菌、呼吸道合胞病毒最为常见。一般支气管肺炎大部分由肺炎链球菌所致，其他细菌如葡萄球菌、链球菌、流感杆菌、大肠埃希杆菌、肺炎杆菌、铜绿假单胞菌则较少见。近年来肺炎支原体、衣原体和流感嗜血杆菌有增加趋势，病

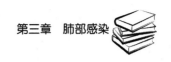

原体常由呼吸道入侵,少数经血行入肺。

二、临床表现

(一)一般肺炎

一般肺炎主要临床表现为发热、咳嗽、气促,肺部固定性的中、细湿啰音,典型的临床表现包括:

(1)全身症状起病急骤或迟缓,骤发的有发热、呕吐、烦躁及喘憋等症状。发病前可先有数天轻度上呼吸道感染症状,热型不定,多为不规则发热,亦可为弛张热或稽留热。早期体温多在 38 ~ 39℃,亦可高达 40℃左右,大多为弛张型或不规则发热,新生儿可不发热或体温不升,弱小婴儿大多起病迟缓,发热不高,咳嗽与肺部体征均不明显,常见呛奶、呕吐或呼吸困难,呛奶有时很显著,每次喂奶时可由鼻孔溢出。腋温 > 38.5℃,伴三凹征,尤其胸壁吸气性凹陷和呼吸增快(除外因哭吵、发热等所致者)应视为病情严重。

(2)咳嗽咳嗽及咽部痰声一般在早期就很明显。早期为干咳,极期咳嗽可减少,恢复期咳嗽增多、有痰。新生儿、早产儿可无咳嗽,仅表现为口吐白沫等。

(3)气促多发生于发热、咳嗽之后,呼吸浅表,呼吸频率加快(2 个月龄内≥60 次/分钟,2 ~ 12 个月≥50 次/分钟,1 ~ 5 岁≥40 次/分钟,大于 5 岁≥30 次/分钟),重症者呼吸时呻吟,可出现发绀,呼吸和脉搏的比例从 1:4 上升为 1:2 左右。

(4)呼吸困难常见呼吸困难,口周或指甲青紫及鼻翼扇动,重者呈点头状呼吸、三凹征、呼气时间延长等。有些患儿头向后仰,以便较顺利地呼吸,若使患儿被动地向前屈颈时,抵抗很明显,这种现象应和颈肌强直区别。呼吸困难对肺炎的提示意义比呼吸增快更大。

(5)肺部固定细湿啰音胸部体征早期可不明显或仅呼吸音粗糙或稍减低,以后可闻及固定的中、细湿啰音或捻发音,往往在哭闹、深呼吸时才能听到。以背部两侧下方及脊柱两旁较多,于深吸气末更为明显。叩诊正常或有轻微的叩诊浊音或减低的呼吸音。但当病灶融合扩大累及部分或整个肺叶时,可出现相应的肺实变体征。如果发现一侧肺有明显叩诊浊音和(或)呼吸音降低则应考虑有无合并胸腔积液或脓胸。

(二)重症肺炎

重症肺炎除呼吸系统严重受累外,还可累及循环、神经和消化等系统,出现相应的临床表现:

(1)呼吸衰竭由于严重的缺氧及毒血症,月龄 2 月至 5 岁儿童出现胸壁吸气性凹

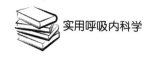

陷或鼻翼扇动或呻吟之一表现者,提示有低氧血症,为重度肺炎,需及时进行血气分析。肺炎患儿出现烦躁不安提示很可能缺氧,而缺氧者可以无发绀。

(2)循环系统较重肺炎患儿常见心力衰竭,表现为:

①安静状态下呼吸频率突然加快,超过60次/分钟。

②心率突然加快,大于160次/分钟。

③骤发极度烦躁不安,明显发绀,面色发灰,指(趾)甲微血管充盈时间延长;以上三项不能用发热、肺炎本身和其他并发症解释者。

④心音低钝,奔马律,颈静脉怒张。

⑤肝脏显著增大或在短时间内迅速增大。

⑥少尿或无尿,颜面眼睑或双下肢水肿。

亦有学者认为上述症状只是肺炎本身的表现,不能用其他原因解释者即应考虑心力衰竭,指端小静脉网充盈,或颜面、四肢水肿,为充血性心力衰竭的征象。有时四肢发凉、口周灰白、脉搏微弱则为末梢循环衰竭征象。

(3)神经系统在确认肺炎后出现下列症状与体征者,可考虑为缺氧中毒性脑病:

①烦躁、嗜睡,眼球上窜、凝视。

②球结膜水肿,前囟隆起。

③昏睡、昏迷、惊厥。

④瞳孔改变:对光反应迟钝或消失。

⑤呼吸节律不整,呼吸心跳解离(有心跳,无呼吸)。

⑥有脑膜刺激征,脑脊液检查除压力增高外,其他均正常。

在肺炎的基础上,除外高热惊厥、低血糖、低血钙及中枢神经系统感染(脑炎、脑膜炎),如有①、②项,提示脑水肿,伴其他一项以上者可确诊。

(4)消化系统严重者发生缺氧中毒性肠麻痹时表现为频繁呕吐、严重腹胀、呼吸困难加重,听诊肠鸣音消失。重症患儿还可呕吐咖啡样物,大便潜血阳性或柏油样便。

(5)抗利尿激素异常分泌综合征:

①血钠≤130mmol/L,血渗透压<275mmol/L。

②肾脏排钠增加,尿钠≥20mmol/L。

③临床上无血容量不足,皮肤弹性正常。

④尿渗透摩尔浓度高于血渗透摩尔浓度。

⑤肾功能正常。

⑥肾上腺皮质功能正常。

⑦ADH升高。若ADH不升高,则可能为稀释性低钠血症。SIAHD与中毒性脑病有时表现类似,但治疗却完全不同。

(6)弥散性血管内凝血可表现为血压下降,四肢凉,脉速而弱,皮肤、黏膜及胃肠道出血。

三、检查

(一)外周血检查

1.外周血白细胞计数和分类计数

对判断细菌或病毒有一定价值。细菌性肺炎白细胞计数升高,中性粒细胞增多,并有核左移现象,胞质可有中毒颗粒。病毒性肺炎的白细胞计数大多正常或偏低,亦有少数升高者,时有淋巴细胞增高或出现变异型淋巴细胞。支原体感染者外周血白细胞计数大多正常或偏高,分类以中性粒细胞为主,但在重症金黄色葡萄球菌或革兰阴性杆菌肺炎,白细胞计数可增高或降低。

2.C反应蛋白(CRP)

细菌感染时血清CRP值多上升,而非细菌感染时则上升不明显。

3.前降钙素(PCT)

细菌感染时可升高,抗菌药物治疗有效时,可迅速下降。但对于肺炎患儿,不能单独或联合应用这些指标来预测细菌或病毒感染,需结合临床病史及其他实验室检查综合判断。

(二)特异性病原学检查

1.细菌学检查

(1)细菌培养和涂片采取气管吸取物、肺泡灌洗液、胸水、脓液和血标本作细菌培养和鉴定,同时进行药物敏感试验对明确细菌性致病菌和治疗有指导性意义。亦可做涂片染色镜检,进行初筛试验。

(2)其他检查如血清学检测肺炎链球菌荚膜多糖抗体水平,进行细菌抗原检测如肺炎链球菌荚膜多糖抗原、溶血素抗原、HI抗原等。

2.病毒学检查

(1)病毒分离感染肺组织、支气管肺泡灌洗液、鼻咽部分泌物进行病毒分离是病毒病原学诊断的可靠方法。

(2)血清学试验于急性期和恢复期(14天后)采取双份血清测定特异性免疫球蛋白G(IgG)抗体水平,若抗体升高≥4倍为阳性。但由于费时太长,往往只能作为回顾

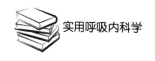

性诊断和其他方法的对照,限制了其临床实际应用。血清中特异性免疫球蛋白 M(IgM)升高可早期诊断。采取咽拭子、鼻咽分泌物、气管吸取物或肺泡灌洗液涂片,或快速培养后使用病毒特异性抗体(包括单克隆抗体)免疫荧光技术、免疫酶法或放射免疫法可发现特异性病毒抗原。

3. 其他病原学检查

(1)肺炎支原体:冷凝集试验≥1:32 有很大参考价值,该试验为非特异性,可作为过筛试验;但传统的冷凝集素试验对肺炎支原体(MP)感染的诊断有一定的价值,但其敏感性与特异性均不足。

特异性诊断:包括 MP 分离培养或特异性 IgM 和 IgG 抗体测定。补体结合抗体检测是诊断 MP 的常用方法;基因探针及聚合酶链式反应技术(PCR 技术)检测 MP 的特异性强和敏感性高,但应避免发生污染。

(2)原体能引起肺炎的衣原体为沙眼衣原体(CT)、肺炎衣原体(CP)和鹦鹉热衣原体。细胞培养用于诊断 CT 和 CP,直接免疫荧光或吉姆萨染色法可检查 CT,其他方法有酶联免疫吸附试验、放射免疫电泳法检测双份血清特异性抗体或抗原、核酸探针及 PCR 技术检测抗原。

(三)X 线检查

支气管肺炎的病因不同,因此在 X 线上所表现的变化既有共同点,又各有其特点。早期见肺纹理增粗,以后出现小斑片状阴影,以双肺下野、中内带及心膈区居多,并可伴有肺不张或肺气肿,斑片状阴影亦可融合成大片,甚至波及整个节段。

1. 病灶的形态

支气管肺炎主要是肺泡内有炎性渗出,多沿支气管蔓延而侵犯小叶、肺段或大叶。X 线征象可表现为非特异性小斑片状肺实质浸润阴影,以两肺、心膈角区及中内带较多,这种变化常见于 2 岁以下的婴幼儿,小斑片病灶可部分融合在一起成为大片状浸润影,甚至可类似节段或大叶肺炎的形态。若病变中出现较多的小圆形病灶时,就应考虑可能有多种混合的化脓性感染存在。

2. 肺不张和肺气肿征

由于支气管内分泌物和肺炎的渗出物阻塞,可产生部分性肺不张或肺气肿,在小儿肺炎中肺气肿是早期常见征象之一,中毒症状越重肺气肿就越明显,在病程中出现泡性肺气肿及纵隔气肿的机会也比成人多见。

3. 肺间质 X 线征

婴儿的肺间质组织发育好,患支气管肺炎时,可以出现一些肺间质的 X 线征象,常见两肺中内带纹理增多、模糊。流感病毒性肺炎、麻疹病毒性肺炎、百日咳杆菌肺炎所引起的肺间质炎性反应都可有这些 X 线征象。

4.肺门 X 线征

肺门周围局部的淋巴结大多数不肿大或仅呈现肺门阴影增深,甚至肺门周围湿润。

5.胸膜的 X 线征

胸膜改变较少,有时可出现一侧或双侧胸膜炎或胸腔积液的现象。尽管各种不同病因的支气管肺炎在 X 线表现上有共同点,但又不尽相同,因此,必须掌握好各种肺炎的 X 线表现,密切结合临床症状才能做出正确诊断。

（四）诊断

根据典型临床症状,结合 X 线胸片所见,诊断多不困难。根据急性起病,发热,咳嗽,气促,肺部固定性的中、细湿啰音,胸部影像学有肺炎的改变均可诊断为支气管肺炎。

四、治疗

采用综合治疗,原则为控制炎症、改善通气功能、对症治疗、防止和治疗并发症。

（一）护理

病室应保持空气流通,室温维持在 20℃ 左右,湿度以 60% 为宜。给予足量的维生素和蛋白质,经常饮水及少量多次进食。保持呼吸道通畅,及时清除上呼吸道分泌物,经常变换体位,减少肺瘀血,以利炎症吸收及痰液的排出。为避免交叉感染,轻症肺炎可在家中或门诊治疗,住院患儿应尽可能将急性期与恢复期的患儿分开,细菌性感染与病毒性感染分开。

（二）氧气疗法

有缺氧表现,如烦躁、口周发绀时需吸氧,多用鼻前庭导管给氧,经湿化的氧气的流量为 0.5~1L/min,氧浓度不超过 40%。新生儿或婴幼儿可用面罩、氧帐、鼻塞给氧,面罩给氧流量为 2~4L/min,氧浓度为 50%~60%。对氧疗患儿应至少每 4 小时监测 1 次体温、脉搏、呼吸次数和脉搏血氧饱和度。

（三）抗感染治疗

1.抗菌药物治疗原则

（1）根据病原菌选用敏感药物:在使用抗菌药物前应采集合适的呼吸道分泌物进

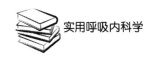

行细菌培养和药物敏感试验,以便指导治疗;在未获培养结果前,可根据经验选择敏感的药物。

(2)选用的药物在肺组织中应有较高的浓度。

(3)早期用药。

(4)联合用药。

(5)足量、足疗程。重者患儿宜静脉联合用药。

社区获得性肺炎(CAP)抗菌药物治疗应限于细菌性肺炎、支原体肺炎和衣原体肺炎、真菌性肺炎等,单纯病毒性肺炎无使用抗菌药物指征,但必须注意细菌、病毒、支原体、衣原体等混合感染的可能性。3 个月以下儿童有沙眼衣原体肺炎可能,而 5 岁以上者支原体肺炎、肺炎衣原体肺炎比率较高,故均可首选大环内酯类,尤其是新一代大环内酯类,其抗菌谱广,可以覆盖大部分儿童 CAP 病原菌。对 4 月龄至 5 岁进行 CAP 抗菌药物治疗,尤其重症患儿时,应考虑病原菌是对大环内酯类耐药肺炎链球菌,可首选大剂量阿莫西林或头孢菌素。

真菌感染应停止使用抗生素及激素,选用制霉菌素雾化吸入,亦可用克霉唑、氟康唑或二性霉素 B。

2. 抗病毒治疗

(1)流感病毒:奥斯他韦、扎那米韦和帕那米韦是神经氨酸酶的抑制剂,对流感病毒 A 型、B 型均有效。金刚烷胺和金刚乙胺是 M2 膜蛋白离子通道阻滞剂,仅对 A 型流感病毒有效。

(2)利巴韦林(病毒唑)可滴鼻、雾化吸入、肌注和静脉点滴,可抑制多种 RNA 和 DNA 病毒;α - 干扰素(IFN - α),5 ~ 7 天为一疗程,亦可雾化吸入。

(3)更昔洛韦即丙氧鸟苷,是儿童巨细胞病毒感染的一线用药。

(四)对症治疗

(1)气道管理及时清除鼻痂、鼻腔分泌物和吸痰,以保持呼吸道通畅,改善通气功能。气道的湿化非常重要,有利于痰液的排出,雾化吸入有助于解除支气管痉挛和水肿。分泌物堆积于下呼吸道,经湿化和雾化仍不能排除,使呼吸衰竭加重时,应行气管插管以利于清除痰液。严重病例宜短期使用机械通气(人工呼吸机)。接受机械通气者尤应注意气道湿化、变换体位和拍背,保持气道湿度和通畅。

(2)腹胀的治疗低钾血症儿童,应补充钾盐。中毒性肠麻痹时,应禁食和胃肠减压,亦可使用酚妥拉明加 5% 葡萄糖 20ml 静脉滴注,最大量≤10mg/次。

(3)其他高热患儿可用物理降温,如 35% 酒精擦浴;冷敷,冰袋放在腋窝、腹股沟及头部;口服对乙酰胺基酚或布洛芬等。若伴烦躁不安可给予氯丙嗪、异丙嗪肌注,或苯巴比妥肌注。

(五)糖皮质激素

糖皮质激素可减少炎症、渗出,解除支气管痉挛,改善血管通透性和微循环,降低颅内压。使用指征为严重憋喘或呼吸衰竭、全身中毒症状明显、合并感染中毒性休克以及出现脑水肿。上述情况可短期应用激素,可用琥珀酸氢化可的松或用地塞米松加入瓶中静脉点滴,疗程 3 ~ 5 天。

第四节　间质肺炎

间质性肺病(ILD)是以弥漫性肺实质、肺泡炎和间质纤维化为病理基本改变,以活动性呼吸困难、X 线胸片示弥漫阴影、限制性通气障碍、弥散功能(DLCO)降低和低氧血症为临床表现的不同类疾病群构成的临床病理实体的总称。ILD 通常不是恶性的,也不是由已知的感染性致病源所引起的。继发感染时可有黏液浓痰,伴明显消瘦、乏力、厌食、四肢关节痛等全身症状,急性期可伴有发热。

间质性肺炎是肺的间质组织发生炎症。炎症主要侵犯支气管壁肺泡壁,特别是支气管周围血管周围小叶间和肺泡间隔的结缔组织而且多呈坏死性病变。

间质性肺炎大多由于病毒所致,主要为腺病毒、呼吸道合胞病毒、流感病毒、副流感病毒、麻疹病毒等,其中以腺病毒和流感病毒引起的间质性肺炎较多见,也较严重,常形成坏死性支气管炎及支气管肺炎,病程迁延易演变为慢性肺炎。

肺炎支原体也能引起间质性肺炎。支原体经呼吸道侵入后主要侵犯细支气管和支气管周围组织,由于无破坏性病变故能完全恢复。

一、疾病病因

(一)病因已明

(1)吸入无机粉尘:二氧化硅、石棉、滑石、锑、铍、煤、铝、锡、铁。

(2)吸入有机粉尘:霉草尘、蔗尘、蘑菇肺、饲鸽者病、棉尘、合成纤维、电木放射线损伤。

(3)微生物感染:病毒、细菌、真菌、卡氏肺孢子虫病、寄生虫。

(4)药物:细胞毒化疗药物、白消胺、环磷酰胺。

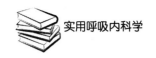

（5）癌性淋巴管炎；肺水肿。

（6）吸入气体：氧、二氧化硫、氯、氧化氮、烟尘、脂类、汞蒸气。

（二）病因未明

特发性肺间质纤维化（又名隐源性致纤维化肺泡炎、特发性间质性肺炎）。急性间质性肺炎、脱屑性间质性肺炎，胶原血管性疾病：系统性红斑狼疮、类风湿关节炎、强直性脊柱炎、多发性肌炎—皮肌炎、舍格伦综合征、结节病、组织细胞增多症、肺出血—肾炎综合征、特发性肺含铁血黄素沉着症、Wegener 肉芽肿、慢性嗜酸粒细胞肺炎、肺泡蛋白沉积症、遗传性肺纤维化、结节性硬化症、神经纤维瘤、肺血管床间质性肺病、原发性肺动脉高压、弥漫性淀粉样变性、闭塞性细支气管炎并机化性肺炎。已知病因类约占全部 ILD 的 35%，其中以职业性接触为致病病因者为常见，其中无机类粉尘为病因者最多，由有机类粉尘致病者日益增多。有机类粉尘所致也称过敏性肺泡炎，常因既往曾有过敏史，当再次吸入异体蛋白或多糖而发病。原因未明者 ILD 占所有病例的 2/3，其中以特发性肺纤维化、结节病和胶原血管疾病肺部表现最为常见，组织细胞增多症，肺—肾综合征和肺血管炎，特发性含铁血黄素沉着症等其次。

（三）症状体征

ILD 通常不是恶性的，也不是由已知的感染性致病源所引起的。虽然此疾病存在着急性期，但起病常隐袭，病程发展呈慢性经过，机体对其最初反应在肺和肺泡壁内表现为炎症反应，导致肺泡炎，最后炎症将蔓延到邻近的间质部分和血管，最终产生间质性纤维化，导致瘢痕产生和肺组织破坏，使通气功能降低，炎症也可累及气管、毛细支气管，往往伴机化性肺炎，也是间质性肺炎的一种表现。这一组疾病有许多共同的特点，包括类似的症状、X 线征象及肺功能检查特点。继发感染时可有黏液浓痰，伴明显消瘦、乏力、厌食、四肢关节痛等全身症状，急性期可伴有发热。

体征：呼吸急促、发绀、双肺中下部可闻及 Velcro 啰音（连续、高调的爆裂音）有杵状指趾，其中 Velcro 啰音最具特征性。

分类：间质性肺病的分类未统一，按发病的缓急可分为急性、亚急性及慢性。

二、病理生理

活化的巨噬细胞具有调整淋巴细胞的功能和分泌炎性介质如补体成分、前列腺素、胶原酶、弹性硬蛋白酶、中性蛋白酶、纤维蛋白溶解活化剂、β 葡萄糖醛酸酶、血管生成因子、成纤维细胞生长因子和中性粒细胞趋化因子等作用。活化 T 淋巴细胞能分泌淋巴激活素，如巨噬细胞移行抑制因子、白细胞抑制因子、单核细胞趋化因子和巨噬细胞活化因子等。B 淋巴细胞能分泌 IgG、IgA 和 IgM 等。中性粒细胞能分泌胶原酶、弹性蛋白酶、中性蛋白酶(组织蛋白酶 G)、酸性蛋白酶(组织蛋白酶 D)、β 葡萄糖醛酸酶和活化各种体液的炎性路径等。

（一）病理分类

1. 按病理变化分类

(1)非炎症性非肿瘤性疾病:如结节病、外源性过敏性肉芽肿性肺泡炎。

(2)肉芽肿性间质性肺疾病:如慢性间质性肺水肿、肺泡蛋白沉着症、原发性肺含血黄素沉着症、尿毒症等。

(3)肺特异性炎症:如普通型间质性肺炎、闭塞性细支气管炎并机化性肺炎、外源性刺激性烟雾、液体以及其他毒性刺激性慢性间质性肺炎、急性呼吸窘迫综合征、特发性肺纤维化及肺血管炎等。

(4)无机粉尘吸入性职业病。

(5)增生及肿瘤性病变:如原发性细支气管肺泡癌诱发肺间质病变、弥漫性霍奇金淋巴瘤。

(6)肺间质纤维化及蜂窝肺(末期肺)。

2. 按肺泡结构中聚集的细胞类型分类

(1)巨噬细胞—淋巴细胞—中性粒细胞型:简称中性粒细胞型肺泡炎。巨噬细胞仍占多数,但中性粒细胞增多,并长期在肺泡结构中聚集,为本型最典型的特征。属于这一型的病变有:特发性肺纤维化(隐源性致纤维化肺泡炎),家族性肺纤维化、慢性间质性肺纤维化伴发于胶原血管性疾病、组织细胞增生症 X 和石棉肺等。

(2)巨噬细胞淋巴细胞型:简称淋巴细胞型肺泡炎。巨噬细胞和淋巴细胞均增加,但淋巴细胞的增加相对地比巨噬细胞多。中性粒细胞不增加。结节病,过敏性肺炎和铍中毒等,均属于这一型。肺实质细胞受某种致病因素的直接作用,或通过炎症和免疫细胞系统的间接作用而发生急性肺泡炎。在肺泡炎阶段,如去除病因或接受治疗,其病变可以逆转;当急性肺泡炎转为慢性,中性粒细胞分泌胶原酶和弹性蛋白酶,破坏Ⅰ型胶原和肺泡壁,影响病变的可逆性。如病变进一步发展,间质内胶原纤维排列紊乱,镜检可见大量纤维组织增生,肺泡隔破坏,形成囊性纤维化。破坏的肺泡壁不可复原;病变再进一步发展为肺泡结构完全损害,形成广泛的囊性纤维化。

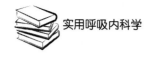

（二）疾病分期

1. Ⅰ期

肺实质细胞受损，发生急性肺泡炎。炎性和免疫效应细胞呈增生、募集和活化现象。在特发性肺纤维化的支气管肺泡灌洗液中，证实有免疫复合体，能刺激巨噬细胞分泌中性粒细胞趋化因子，使中性粒细胞聚集于肺泡结构中。活化的巨噬细胞和中性粒细胞能分泌胶原酶。支气管肺泡灌洗随访复查 8 ~ 24 个月，胶原酶活性仍持续存在，活化的胶原酶可破坏肺泡结构的间质胶原（在急性肺炎如肺炎球菌炎，中性粒细胞在肺泡结构中存在的时间很短暂，故不会引起间质结缔组织进行性和永久性损害）。

将特发性纤维化及结节病支气管肺泡灌洗液中分离出的巨噬细胞，分别在无 RP-MI - 1640 培养基中培养，产生纤维结合蛋白的速度，比正常的巨噬细胞分别快 20 倍和 10 倍。纤维结合蛋白对肺脏的成纤维细胞具有趋化作用，在形成间质纤维化起重要作用。结节病 T 淋巴细胞能分泌淋巴激化素，引起肉芽肿形成。在Ⅰ期阶段，肺实质的损害不明显，若激发因素被消除，病变可以恢复。

2. Ⅱ期

肺泡炎演变为慢性，肺泡的非细胞性和细胞性成分进行性地遭受损害，引起肺实质细胞的数目、类型、位置和（或）分化性质发生变化。Ⅰ型上皮细胞受损害，Ⅱ型上皮细胞增生修补。从Ⅰ期演变到Ⅱ期，或快或慢，长者可达数年。受各种因素如接触期限、肺脏防御机制效能、损害范围大小、基底膜的完整性和个体的易感性等影响，肺泡结构的破坏逐渐严重而变成不可逆转。

3. Ⅲ期

其特征为间质胶原紊乱，镜检可见大量纤维组织增生。纤维组织增生并非单纯地由于成纤维细胞活化，而是各种复合因素如胶原合成和各种类型细胞异常所造成。胶原组织断裂，肺泡隔破坏，形成囊性变化。到了Ⅲ期，肺泡结构大部损害和显著紊乱，复原已不可能。

4. Ⅳ期

为本病的晚期。肺泡结构完全损害，代之以弥漫性无功能的囊性变化。不能辨认各种类型间质性纤维化的基本结构和特征。

三、诊断检查

（一）诊断

根据患者的病史、病程长短、临床表现及 X 线征象、肺功能检查和肺活检等，即可确诊。

（二）实验室检查

血液检查：间质性肺病肺泡结构中炎性和免疫细胞异常与肺外其他病变无关联，许多患者血沉增速，或血液免疫球蛋白增高，与肺纤维化亦无密切关联。有些患者血清中可查到免疫复合体，是从肺脏产生而溢出的。有一部分患者类风湿因子、抗核抗体阳性，部分患者血清出现抗肺胶原抗体。动脉血气分析：由于潮气量减低，呼吸频率增高，呼吸浅速，肺泡通气量不足，导致通气/血流比例降低，发生低氧血症，但动脉血二氧化碳分压正常。运动后血氧分压明显下降。支气管肺泡灌注检查：应用纤维支气管镜插入左肺舌叶或右肺中叶，以生理盐水冲入灌洗，获得支气管肺泡灌洗液。将灌洗液作细胞学和非细胞成分的测定。本法具有以下优点：

（1）灌洗液的细胞学检查能真实地反映肺泡炎肺泡结构中的炎性和效应细胞的类型与数目。

（2）各种间质性肺病的诊断与鉴别诊断。非吸烟人灌洗液的细胞总数为 $(0.2 \sim 0.5) \times 10^4/ml$ 其中肺泡巨噬细胞占 85% ~90%，淋巴细胞约占 10%，中性粒细胞及嗜酸粒细胞仅占 1% 以下，细胞总数多由肺泡巨噬细胞的增加而增加，而细胞种类的变化在 ILD 时有诊断意义。

如过敏性肺泡炎、结节病、慢性铍肺时淋巴细胞显示明显增加。胶原病伴肺间质纤维化时也可见淋巴细胞增加。而细菌性肺炎、气道感染以及 ARDS 时嗜中性粒细胞增加。闭塞性细支气管炎伴机化性肺炎时可出现淋巴细胞、粒细胞的增加。支气管肺泡灌洗液的淋巴细胞中 T 细胞占 70% ~80%，B 细胞占 10% ~20%，而 ILD 中的结节病、过敏性肺泡炎、慢性铍肺则 T 细胞增加。一直想用标记 T 细胞亚群或 T 细胞、B 细胞的活化程度解释 ILD 的活动性和预后。仅见结节病时 T 细胞数及活化 T 细胞数的增加与病情的进展情况相关。

此外在特发性肺间质纤维化时活化的 B 细胞增加则提示病情的进展，淋巴细胞增多则对激素治疗效果较好，其预后也较好。

（三）辅助检查

诊断间质性肺疾病的常用方法之一。早期肺泡炎显示双下肺野模糊阴影，密度增

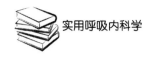

高如磨砂玻璃样,由于早期临床症状不明显,患者很少就诊,易被忽略,病情进一步进展,肺野内出现网状阴影甚至网状结节状阴影,结节 1~5mm,大小不等。晚期有大小不等的囊状改变,呈蜂窝肺,肺体积缩小,膈肌上抬,叶间裂移位,发展至晚期则诊断较易,但已失去早期诊断的意义。约有30%患者肺活检证实为间质性肺纤维化,但胸部 X 线检查却正常,因此 X 线检查对肺泡炎不够敏感,且缺乏特异性。肺部 CT 或高分辨 CT:对肺组织和间质更能细致显示其形态结构变化,对早期肺纤维化以及蜂窝肺的确立很有价值,CT 影像的特点包括结节影,支气管血管壁不规则影,线状影和肺野的浓度等四种影像,结节可出现在小叶的中心、胸膜、静脉周围、细静脉和支气管血管壁的不规则影处。同样支气管血管壁不规则出现于小叶中心,支气管动脉和静脉及细静脉的周围。高分辨 CT 影像对间质性肺病的诊断明显优于普通 X 线胸片,对于早期的肺纤维化以及蜂窝肺的确立很有价值。尤其 CT 影像在判定常以周边病变为主的 ILD 具有独特的诊断价值。

（四）肺功能检查

此项检查仅是功能的诊断,而非病理诊断,在早期阶段,肺功能检查可以完全正常,当病情进展才可能出现肺功能检查的异常。ILD 最显著的肺功能变化为通气功能的异常和气体交换功能的降低。通气功能是以限制性通气障碍为主、肺活量减少、残气量随病情进展而减少,随之肺总量也减少。第 1s 时间肺活量与用力肺活量之比即 1s 率出现明显升高,如已达到 90% 则支持 ILD 的诊断。ILD 的早期可有小气道功能障碍,其 V50、V25 均降低 ILD 形成纤维化后而出现 V50、V25 增加。ILD 的早期还可以出现气体交换功能障碍,如弥散功能较早期即有降低,一旦 X 线胸片发现间质性改变,DLCO 则已降低 50% 以下。肺功能改变与肺部病变二者的相关性,在病变轻微者极差,病情严重者相关性较好。凡肺功能严重损害者,肺部病变肯定严重。在肺功能的各项检测中,容量—压力曲线测验和运动时动脉血氧的变化,仅在反映肺纤维化的严重程度上最为敏感。肺功能检查对于 ILD 的早期诊断与判定预后是非常有用的,特别是动态观察 VC、FEV1.0、DLCO 等指标。至于肺功能检查能否判断激素或免疫抑制剂治疗 ILD 的疗效,有不同的看法,仅以肺功能的变化评价疗效是不够的。

（五）肺活检

肺活检是诊断 ILD 的最好程序,当病史、X 线胸片、肺功能检查及支气管肺泡灌洗以及生化学、感染病学等检查得不出推断性的诊断时,要进行肺活检。肺活检分为两种应用纤维支气管镜做肺活检,其优点为操作简便,安全性高,可作为常规检查,且便于复查。学者认为,纤维支镜所取的肺组织过小(<2mm时),难以见到病理组织的全貌。且误诊率及漏诊率较高,为提高阳性率可取5~6块肺组织。

刮胸肺活检:切去肺组织2cm×2cm,可全面观察肺泡炎的类型和程度。此方法虽然是损伤性检查手段,但从确立诊断方面和免受不必要的各类检查及无目的的治疗方面,无疑开胸肺活检是必要的。国外学者报道经纤维支气管镜肺活检不能明确诊断的病例,将有90%可在开胸活检得到确诊,并认为特发性肺间质纤维化中的普通间质性肺炎、脱屑性间质性肺炎只有开胸肺活检才能获得确诊。相比之下,中国开展开胸肺活检甚少,这是阻碍诊断水平提高的主要原因。

(六)67Ga核素扫描

67Ga不聚集于正常的组织器官,而聚集于慢性炎性组织,其敏感性很高但特异性低。67Ga指数即67Ga在肺内聚集所占全肺面积的百分比,>50U表示阳性。70%的特发性肺纤维化67Ga指数>50U。

四、治疗方案

(一)常规治疗

特发性肺间质纤维化是一种进展性的疾病,未经治疗的患者其自然病程平均2~4年,自从应用肾上腺皮质激素后可延长到6年左右。不论是早期还是晚期,都应立即进行治疗,使新出现的肺泡炎吸收好转,部分纤维化亦可改善并可阻止疾病发展,首选药物为皮质激素,其次为免疫抑制剂及中药。肾上腺皮质激素可调节炎症和免疫过程,降低免疫复合物含量,抑制肺泡内巨噬细胞的增殖和T淋巴细胞因子功能,在肺泡炎和细胞渗出阶段应用,可使部分患者的肺部X线阴影吸收好转,临床症状有显著改善,肺功能进步。如在晚期广泛间质纤维化和蜂窝肺阶段开始治疗,临床症状亦可有不同程度的改善,但肺部阴影和肺功能无明显的进步。慢性型常规起始剂量为泼尼松40~60mg/d,分3~4次服用。待病情稳定,X线阴影不再吸收可逐渐减量,维持4~8周后每次减5mg,待减至20mg/d时,每周每次减2.5mg,以后10mg/d维持应短于1年。如减量过程中病情复发加重,应再重新加大剂量控制病情,仍然有效。疗程可延长至两年,如病情需要可终身使用。应注意检测药物副作用,尽可能以最小的剂量,最少的副作用达到最好的效果。应用糖皮质激素时应注意机会致病菌感染,注意肺结核的复发,必要时联合应用抗结核药物,长期应用糖皮质激素应注意真菌的感染。如病情进展凶险或急性型发病者,可用糖皮质激素冲击疗法,如甲泼尼龙(甲基泼尼松)

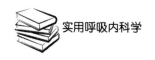

500mg/d,持续 3 ~ 5 天,病情稳定后改口服。最后根据个体差异找出最佳维持量,避免复发。因特殊原因不能接受激素及不能耐受激素者可改用免疫抑制剂,或减少皮质激素量加用免疫抑制剂。中药如川芎嗪、刺五加、丹参都具有活血化瘀的作用,有一定的预防间质纤维化的作用;雷公藤多甙具有确切的抗炎、免疫抑制作用,能抑制辅助 T 淋巴细胞,间接地抑制了体液免疫,对预防肺间质纤维化有一定的作用,可作为重要的辅助药物。

青霉胺与激素和单用激素治疗肺间质纤维化,疗效比较无明显差异,但青霉胺 + 激素组副作用明显少于单用激素组,但青霉胺应用前应做青霉胺皮试,注意其副作用,主要副作用为胃肠道反应和过敏反应。尚在实验研究阶段的抗细胞因子疗法,尚无定论。其他对症治疗包括纠正缺氧,改善心肺功能,控制细菌感染等。肺移植技术在一些技术先进的国家已开展并收到一定疗效,单肺移植 1 年存活率达 73.1% ,3 年存活率 62.7% ,双肺移植 1 年存活率 70% ,3 年存活率 55% 。

(二)药物治疗

1. 西药治疗

IPF 是一种持续发展的疾病,治疗原则主要在于积极控制肺泡炎并使之逆转,进而防止发展为不可逆的肺纤维化,但迄今尚无特效疗法。糖皮质激素仍为首选药物,其次为免疫抑制剂等。

(1)皮质激素慢性型常规起始剂量为泼尼松 30 ~ 40mg/日,分 3 ~ 4 次服用。待病情稳定,X 线阴影不再吸收可逐渐减量,持续 4 ~ 6 周后每次减 5mg,待减至 20mg/日,每次减 2.5mg,如患者感病情不稳定,减量更应缓慢,甚至每次仅减 1mg。维持量不小于 10mg/日,疗程不应少于 1 年。如减量过程中病情反复,应再重新加大剂量控制病情,仍然有效。如病情需要,可终身服用。治疗开始后绝大多数病人于短期内临床症状好转或明显好转,而肺部 X 线阴影变化不明显。如为急性型或已发展到严重缺氧阶段则激素应自大剂量开始,以便迅速扭转病情。泼尼松 60 ~ 80mg/日,分 3 ~ 4 次应用。如病情凶险开始即用冲击疗法,静脉注射甲泼尼龙 500 ~ 1000mg/日,持续 3 ~ 5 天,病情稳定即改为口服,最后根据个体差异找出最佳维持量,避免复发。

(2)免疫抑制剂皮质激素疗效不理想时,可改用免疫抑制剂或联合用药,但效果待定。

硫唑嘌呤:为首选药物,剂量为 100mg/日,每日一次,口服,副作用小。

环磷酰胺:剂量为 100mg/日,口服。效果不及硫唑嘌呤。其副作用力骨髓抑制等,故应严密观察。

雷公藤多甙:具有确切的抗炎、免疫抑制作用,与激素或免疫抑制剂联合应用可减少上述两药的剂量并增加疗效,剂量为 10～20mg,每日 3 次,口服。

(3)对症治疗如出现继发感染时应根据细菌类型选择抗生素;低氧血症可给予低流量氧吸入。

2. 中药治疗

间质性肺炎中医属于"肺痹"范畴。肺为邪痹,气血不通,络脉瘀阻,并存在着由肺痹→肺痿的临床演变过程;肺纤维化病程日久,肺叶萎弱不用,气血不充,络虚不荣,则可属"肺痿"。部分学者认为,"肺痹"与"肺痿"均可作为其病名,二者反映了病程发生发展的不同阶段的病机特点,故临证应正确处理二者之间的辩证关系,分别虚实主次、轻重缓急,从而确定病名归属。

间质性肺炎选择中医药治疗时,应着眼整体调整,给予个体化的辩证论治,而迄今不存在能"通治"本病的固定方药。

(三)康复治疗

肺间质纤维化患者的康复也是非常重要的,包括:

(1)营养支持疗法:随病情的进展,缺氧状况的进一步加重,患者的活动量明显减少,肌肉组织明显萎缩,加之反复合并感染,食欲减退,常常伴有体重进行性下降,最后导致呼吸肌衰竭,加重病情甚至死亡。故营养支持治疗尤为重要,其目的是给病人提供合理的营养,保证机体细胞的代谢,维持器官组织的结构,参与机体的生理、免疫机能的调控与组织的修复,促进病人康复。

(2)氧疗:家中应备有氧气瓶或小型制氧机,可随时缓解呼吸困难症状。

(3)运动:病情轻者最适宜应用康复治疗如医疗体育,效果较好,能显著改善肺功能和自觉症状,预防病变的进一步发展。病情较重者可谨慎地锻炼,使能适应日常轻微的活动。

(4)预防感染:按气候变化增减衣服,可应用免疫抑制剂,提高机体免疫力。

第五节　大叶性肺炎

大叶性肺炎,又名肺炎球菌肺炎,是由肺炎双球菌等细菌感染引起的呈大叶性分布的肺部急性炎症。常见诱因有受凉、劳累或淋雨等。是由肺炎双球菌引起的急性肺实质炎症。好发于青壮年男性和冬春季节。常见诱因有受寒、淋雨、醉酒或全身麻醉

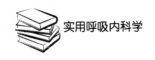

手术后、镇静剂过量等。主要病理改变为肺泡的渗出性炎症和实变。临床症状有突然寒战、高热、咳嗽、胸痛、咳铁锈色痰。血白细胞计数增高;典型的 X 线表现为肺段、叶实变。病程短,及时应用青霉素等抗生素治疗可获痊愈。

一、病因

多种细菌均可引起大叶肺炎,但绝大多数为肺炎链球菌,其中以Ⅲ型致病力最强。肺炎链球菌为口腔及鼻咽部的正常寄生菌群,若呼吸道的排菌自净功能及机体的抵抗力正常时,不引发肺炎。

当机体受寒、过度疲劳、醉酒、感冒、糖尿病免疫功能低下等使呼吸道防御功能被削弱,细菌侵入肺泡,通过变态反应使肺泡壁毛细血管通透性增强,浆液及纤维素渗出,富含蛋白的渗出物中细菌迅速繁殖,并通过肺泡间孔或细支气管向邻近肺组织蔓延,波及一个肺段或整个肺叶。大叶间的蔓延系带菌的渗出液经叶支气管播散所致。

大叶性肺炎是肺炎链球菌感染引起的一个肺叶或一个肺段范围内的肺泡炎。近年由于大量强有力抗生素的使用,典型的大叶性肺炎已较少见到。一般当气候骤变,机体抵抗力下降时发病。冬春季多见,主要见于 3 岁以上儿童,因此时机体的免疫功能也就是防御能力逐渐成熟,能使病变局限于一个肺叶或一个肺段而不致扩散。一般大叶性肺炎起病急,表现为突然高热、胸痛、食欲不振、疲乏、烦躁,少数患儿可有腹痛,有时被误诊为阑尾炎。重症的患儿出现中毒性脑病症状,惊厥、谵妄及昏迷;甚或出现感染性休克。

二、临床表现

(1)起病急骤,寒战、高热、胸痛、咳嗽、咳铁锈色痰。病变广泛者可伴气促和发绀。

(2)部分病例有恶心、呕吐、腹胀、腹泻。

(3)重症者可有神经精神症状,如烦躁不安、谵妄等。亦可发生衰竭,并发感染性休克,称休克型(或中毒性)肺炎。

(4)急性病容,呼吸急促,鼻翼翕动。部分患者口唇和鼻周有疱疹。

(5)充血期肺部体征呈现局部呼吸活动度减弱,语音震颤稍增强,叩诊浊音,可听及捻发音。

实变期可有典型体征,如患侧呼吸运动减弱,语音共振、语颤增强,叩诊浊音或实音,听诊病理性支气管呼吸音;消散期叩诊逐渐变为清音,支气管呼吸音也逐渐减弱代之以湿性啰音。

三、检查

（一）辅助检查

（1）一般患者检查专案以检查框限"A"为主。

（2）重症者须与其他病原菌肺炎鉴别。检查专案可包括检查框限"A""B"或"C"。

（二）实验室检查

血白细胞计数$(10 \sim 20) \times 10^9 / L$,中性粒细胞多在80%以上,并有核左移,细胞内可见中毒颗粒。年老体弱、酗酒、免疫功能低下者白细胞计数可不增高,但中性粒细胞的百分比仍高。痰直接涂片作革兰染色及荚膜染色镜检,如发现典型的革兰染色阳性、带荚膜的双球菌或链球菌,即可初步做出病原诊断。痰培养24～48小时可以确定病原体。聚合酶链反应及荧光标记抗体检测可提高病原学诊断率。

（三）X线检查

早期仅见肺纹理增粗或受累的肺段、肺叶稍模糊。随着病情进展,肺泡内充满炎性渗出物,表现为大片炎症浸润阴影或实变影,在实变阴影中可见支气管充气征,肋膈角可有少量胸腔积液,在消散期,X线显示炎性浸润逐渐吸收,可有片状区域吸收较快,呈现"假空洞"征,多数病例在起病3～4周后才完全消散。老年患者病灶消散较慢,容易出现吸收不完全而成为机化性肺炎。

四、诊断

（一）诊断

（1）该病好发于青壮年男性,冬春二季多见。

（2）起病前多有诱因存在,约半数病例先有上呼吸道病毒感染等前驱表现。

（3）突然起病寒战、高热。

（4）咳嗽、胸痛、呼吸急促,铁锈色痰;重症患者可伴休克。

（5）肺实变体征。重症患者血压常降至10.5/6.5kPa(80/50mmHg)以下。

（6）血白细胞总数增加,中性粒细胞达0.80以上,核左移,有中毒颗粒。

（7）痰涂片可见大量革兰阳性球菌。

（8）痰、血培养有肺炎球菌生长。

（9）血清学检查阳性(协同凝集试验、对流免疫电泳检测肺炎球菌荚膜多糖抗原)。

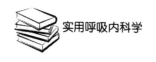
（10）胸部 X 线检查显示段或叶性均匀一致的大片状密度增高阴影。

（11）血气分析检查有 PaO_2 及 $PaCO_2$ 下降,原有慢性阻塞性肺疾病的患者 $PaCO_2$ 可上升。

（二）鉴别诊断

1. 干酪性肺炎

有结核病史,起病缓慢,白细胞计数正常。痰中可找到结核杆菌。X 线检查肺部可有空洞形成。

2. 肺癌继发感染

年龄较大,起病缓慢,中毒症状不明显,可持续有痰中带血,X 线检查及纤维支气管镜检查或协助诊断。

3. 急性肺脓肿

常咳大量脓痰,X 线检查有液平面的空洞形成,可资鉴别。

五、治疗

（一）抗生素治疗

青霉素、磺胺类药、红霉素、洁古霉素、先锋霉素 Ⅳ 号。

（二）对症治疗

（1）高热者一般不使用阿司匹林、对乙酰氨基酚等退烧药,避免因严重脱水引起低血容量性休克。

（2）疼痛及严重烦躁不安者可予以水合氯醛镇静治疗者亦不使用可卡因、安定等抑制呼吸类药物。

（3）咳嗽咳痰者应用氯化铵合剂。

（4）保持水电解质平衡。

（5）休克呼吸衰竭及时作相应处理。

（6）颅内高压者可使用利尿剂。

（三）疗效评价

（1）治愈症状、体征消失,血白细胞总数正常,肺部阴影完全吸收。

（2）好转症状、体征基本消失,血白细胞总数及分类正常,肺部阴影大部分吸收。

（3）未愈症状、体征无好转。

（四）应急处理

（1）卧床休息,给予高热量、多维生素及易消化食物饮食,鼓励病人多喝水或菜汤以补充水分。

（2）全身应用大剂量抗生素如青霉素、氨苄西林等。

（3）高热者可在头、腋下、腘窝等处放置冰袋或冷水袋，全身温水或酒精擦浴等物理降温处理，必要时口服解热药物如 APC、吲哚美辛等。

（4）神志恍惚或昏迷者，及时清除口腔内异物，保持呼吸道通畅。

（5）休克者应平卧，头稍低，并速送医院抢救。

（五）预防

（1）注意预防上呼吸道感染，加强耐寒锻炼。

（2）避免淋雨、受寒、醉酒、过劳等诱因。

（3）积极治疗原发病，如慢性心肺疾病、慢性肝炎、糖尿病和口腔疾病等，可以预防大叶性肺炎。

第六节　毛细支气管炎

支气管炎系指支气管发生炎症，小儿最常见且较严重的是毛细支气管炎，好发于冬季，可引起局部流行。毛细支气管炎的病变主要发生在肺部的细小支气管，也就是毛细支气管，所以病名为"毛细支气管炎"，通常是由普通感冒，流行性感冒等病毒性感染引起的并发症，也可能由细菌感染所致，是小儿常见的一种急性下呼吸道感染。

一、发病机制

（一）发病原因

毛细支气管炎的病原主要为呼吸道合胞病毒，可占 80% 或更多；其他依次为腺病毒、副流感病毒、鼻病毒、流感病毒等；少数病例可由肺炎支原体引起；感染病毒后，细小的毛细支气管充血，水肿，黏液分泌增多，加上坏死的黏膜上皮细胞脱落而堵塞管腔，导致明显的肺气肿和肺不张。炎症常可累及肺泡，肺泡壁和肺间质，故可以认为它是肺炎的一种特殊类型。

毛细支气管炎，不同于一般的气管炎或支气管炎，临床症状像肺炎，但以喘憋为主，此病多发生在 2.5 岁以下的小儿，80% 在 1 岁以内，多数是 6 个月以下的小儿。

（二）流行病学

毛细支气管炎有时可造成流行，20 世纪 70 年代在我国南方农村曾先后发生过 3

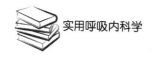

次流行,80年代在山西运城地区,90年代在北京、天津地区流行。70年代初在南方流行时,对本病尚缺乏认识,当时病名不一,病原不明,后经卫生部组织全国协作对流行进行监测和研究,方定名为"流行性喘憋性肺炎",为了确定其病原,医学科研人员经过多年研究,终于在1997年成功地分离到流行性喘憋性肺炎的病原——呼吸道合胞病毒,并鉴定出流行的病原为呼吸道合胞病毒A亚型,这对今后制作有效疫苗,预防毛细地支气管为的流行提出了重要依据。

（三）临床表现

典型的毛细支气管炎常发生在上呼吸道感染2～3日后,出现持续性干咳和发热,体温以中,低度发热为见,发作喘憋为其特点,病情以喘憋发生后的2日～3日较严重,喘憋发作时呼吸明显增快,可达每分钟60～80次以上,并伴有呼气延长和呼气性喘鸣;重症患儿明显表现出鼻翼和"三凹征"(即吸气时出现锁骨上窝,胸骨上窝及上腹部凹陷),脸色苍白,口周发青,或出现发绀,患儿常烦躁不安,呻吟不止;病情更重的患儿可合并心力衰竭或呼吸衰竭,大部分病例治疗后均可缓解,极少发生死亡。

（四）疾病症状

（1）年龄多见于1岁以下的小儿,尤以6个月以下婴儿多见。

（2）一年四季均可发病,但以冬春季较多见。

（3）起病较急,有感冒前期症状,如咳嗽、喷嚏,1～2天后咳嗽加重,出现发作性呼吸困难、喘憋、面色苍白、口唇发绀、三凹征,肺部体征早期喘鸣音为主,继之出现湿音。症状严重时可伴充血性心力衰竭、呼吸衰竭、缺氧性脑病以及水和电解质紊乱。一般体温不超过38.5℃,病程1～2周。

（4）血白细胞多正常或轻度增加。血气分析可见低氧血症以及动脉血二氧化碳分压降低或升高。胸部X线片以肺纹理增粗、双肺透亮度增强或有小片阴影和肺不张。有条件可做呼吸道分泌物病毒快速诊断以明确病毒种类。

（五）疾病特点

毛细支气管炎发病可急可缓。大多先有上呼吸道感染症状,也可忽然出现频繁而较深的干咳,以后渐有支气管分泌物。婴幼儿不会咯痰,多经咽部吞下。症状轻者无明显病容,重者发热38～39℃,偶达40℃,多2～3日即退。感觉疲劳,影响睡眠食欲,甚至发生呕吐、腹泻、腹痛等消化道症状。年长儿再诉头痛及胸痛。咳嗽一般延续7～10天,有时迁延2～3周,或反复发作。如不经适当治疗可引起肺炎,白细胞正常或稍低,升高者可能有继发细菌感染。身体健壮的小儿少见并发症,但在营养不良,免疫功能低下、先天性呼吸道畸形、慢性鼻咽炎、佝偻病等儿中,不但易患支气管炎,且易并发肺炎、中耳炎、喉炎及副鼻窦炎。

（六）并发症

（1）支气管肺炎:患儿可出现高热、缺氧、呼吸困难、急性呼吸衰竭,甚至出现肺不张、肺气肿、脓胸、脓气胸、肺脓肿、心包炎、败血症等并发症,可危及生命。

（2）支气管扩张:当毛细支气管炎治疗不当时,可转变为慢性支气管化脓性炎症,破坏支气管壁使支气管壁变形扩张,管壁组织被破坏,使支气管丧失原有的自然防御能力,也降低了咳嗽效率和排痰功能,为进一步感染提供了条件。时间久了,恶性循环进一步扩大,病情加重,难以治愈。患儿可出现长时间的间断性发热,咯大量脓痰或咯血。进一步发展会导致肺源性心脏病。

（3）慢性支气管炎、肺气肿、肺心病:如果毛细支气管炎不能彻底治愈,反复发作,就会转变成慢性支气管炎,再进一步就会发展成肺气肿、肺心病。患儿可反复发病,长期间断咳嗽、咯痰、喘息,出现劳力性气短、心慌、发绀、水肿,久治不愈。

二、诊断鉴别

（一）疾病诊断

1. 临床表现

（1）初起有发烧、恶寒、头痛、咽干等。

（2）主要症状为咳嗽、咳痰。

2. 疾病类型

（1）急性支气管炎初期为干咳,痰量逐渐增多,渐成黏液脓性痰。

（2）慢性支气管炎以持续性咳嗽为主,多月不愈,早晚加重,尤以夜间为明显。痰量或多或少,以咳出为快。症状在夏季较轻,冬季易出现急性发作,使病情加重。反复发作者,体质多瘦弱。可并发肺不张、肺气肿、支气管扩张等。

3. 辅助检查

（1）早期呼吸音可变粗,双侧可听到水泡音。

（2）X线检查:急性者可无特殊发现。慢性者可有相应慢性炎症改变。

（二）鉴别诊断

（1）病情较轻者,须与上呼吸道感染作鉴别。

（2）支气管异物:当有呼吸道阻塞伴感染时,其呼吸道症状与急性气管炎相似,应注意询问有无呼吸道异物吸入史,经治疗后,疗效不好,迁延不愈,反复发作。胸部 X

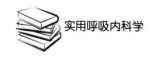

线检查表现有肺不张、肺气肿等梗阻现象。

（3）肺门支气管淋巴结结核：根据结核接触史，结核菌素试验及胸部 X 线检查。

（4）毛细支气管炎：多见于 6 个月以下婴儿，有明显的急性发作性喘憋及呼吸困难。体温不高，喘憋发作时肺部罗音不明显，缓解后可听到细湿啰音。

（5）支气管肺炎：急性支气管炎症状较重时，应与支气管肺炎作鉴别。

三、疾病治疗

（一）治疗原则

小儿发病后应及时送医院治疗，由于毛细支气管炎多是由病毒感染引起，故发病早期一般不需用抗生素治疗。如发病后期怀疑继发细菌感染时可用抗生素治疗，治疗以对症治疗为主，可概括为"镇静止咳"，此外，良好的护理也很重要，尤其注意不要打扰患儿，使之安静休息，室内要保持一定的湿度，补充足够低水分，重症患儿可配合雾化吸入，并及时吸痰，保持呼吸道通畅，也可用中药治疗。

（二）治疗方法

1. 控制感染

急性支气管炎如为细菌感染，可选用下列抗菌药物：复方新诺明 0.05/（kg·日）分 2 次口服，青霉素 3 万 ~ 5 万 U/（mg·日）分 2 次肌注，麦迪霉素、红霉素 30 ~ 50mg/（kg·日）分 3 ~ 4 次口服。如无明确细菌感染情况或混合感染可用或加用利巴韦林 10 ~ 15mg/（kg·日）分 2 次肌注，或 5mg/（kg·日）分 2 次作雾化吸入，亦可试用 a－干扰素 20 万 U/日肌注。

2. 对症治疗

（1）止咳祛痰：若痰黏稠不易吸出，可用雾化吸入及选用 10% 氯化铵合剂、溴己新、小儿强力痰灵（2 ~ 4 岁 1 ~ 2 片，5 ~ 8 岁 2 ~ 3 片）。频繁干咳影响睡眠及休息，可服少量镇咳药物，如复方福尔可定糖浆，每日 2 ~ 3 次，应注意避免用药过量及时间过长，影响纤毛的生理性活力，使分泌物不易排出。

（2）解痉平喘：应首选雾化吸入治疗，可联合吸入布地奈德雾化溶液 2ml，溴化异戊托品溶液 1ml，沙丁胺醇溶液 0.5ml，生理盐水 1ml 一起雾化吸入 5 ~ 7 天。如效不佳可给予氨茶碱：2 ~ 4mg/kg/次 3 ~ 4 次/日口服。舒喘灵：6 岁以下 1 ~ 2mg/日，分 3 ~ 4 次口服或 0.1mg/kg/次，喘鸣严重时可加用强地松 1mg/kg/日，分 3 次口服，4 ~ 7 天为一疗程。

3.中药治疗

（1）止咳平喘：在缓解期可以用一些止咳平喘的中药制剂，也能在一定程度上减轻症状。

（2）外贴药：很多婴幼儿患病后，长期服药可带来一些药物的毒付作用，外贴中药的安全、方便也不失为一个好办法。目前使用比较多的有祛痰、拔痰的百草琼浆益气贴和冬天用的三九贴等。

4.推拿治疗

通过中医推拿手法，对有支气管炎症状的患儿进行穴位的按摩和推拿，疏通气息，以达到治疗效果。

四、注意事项

患支气管炎的患儿要注意休息，保持卧室的空气流通，保持适宜的温度和湿度。给予易消化的食物，多饮开水。供给复合维生素 B 和维生素 C，每次各 1 片，每日 3 次。对慢性和多次发病患儿，应供给维生素 AD，每次 1 片，每日 2~3 次。年幼体弱病孩，轻症可口服磺胺类药物或青霉素类药物，并配用一定的化痰止咳药，起协同治疗作用。磺胺类药可选用复方新诺明，每日每千克体重 20 毫克，分 2 次口服。由于磺胺类药物排泄较慢，易在肾脏中引起结晶沉淀，故用药期间要供给充分水分，以利排泄。有的孩子对磺胺类药物有过敏。用后发生皮疹、剥脱性皮炎等，若遇有过敏史的不能用。青霉素类药物可选用阿莫西林，每日每千克体重 40~80 毫克，分 3~4 次饭后口服。口服青霉素类药物也要注意有无青霉素过敏史，对有青霉素过敏的小儿要慎用，对特异性体质，以及容易引起过敏应的小儿甚至要禁用。这类患儿可改用头孢菌素类药物头孢拉定，每日每千克体重 25~50 毫克，分 3~4 次服用。化痰止咳药可选用化痰片，每次 1/2~1 片，每日 3 次。

对于因各种原因引起的过敏性咳嗽，通过血象检查可发现嗜伊红计数增高，此类咳嗽往往病程较长，可增加抗过敏的药物氯雷他定口服。对反复患毛细支气管炎的小儿，应让他积极参加体育锻炼，增强体质，注意气候冷暖变化，避免穿衣过多或过少。如果支气管炎反复不愈，应到医院仔细检查是否患有支气管先天畸形、支气管扩张、低蛋白血症、结核以及慢性鼻窦炎、扁桃体炎等疾病。

五、预后与护理

（一）疾病预后

毛细支气管炎的愈后多数是良好的，病程一般为 5~9 天。但应注意的是，患过毛

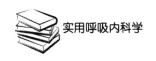
细气管炎的小儿日后容易患哮喘,通过全国小儿哮喘的流行病学调查和对婴幼儿毛细支气管炎患儿的追踪随访,发现其中有20%~40%的患儿以后发展居为小儿哮喘,因此,要积极防治毛细支气管炎,以减少哮喘的发生。

(二)疾病护理

支气管炎是儿童常见呼吸道疾病,患病率高,一年四季均可发生,冬春季节达高峰。当患支气管炎时,小儿常常有不同程度的发热、咳嗽、食欲减退或伴呕吐、腹泻等,较小儿童还可能有喘憋、喘息等毛细支气管炎表现。尽管有少数患儿可能发展成为支气管肺炎,但大多数患儿病情较轻,以在家用药治疗和护理为主,家长应遵医嘱给患儿按时间用药并做好家庭护理:

1. 保暖

温度变化,尤其是寒冷的刺激可降低支气管粘膜局部的抵抗力,加重支气管炎病情,因此,家长要随气温变化及时给患儿增减衣物,尤其是睡眠时要给患儿盖好被子,使体温保持在36.5℃以上。

2. 多喂水

毛细支气管炎时有不同程度的发热,水分蒸发较大,应注意给患儿多喂水。可用糖水或糖盐水补充,也可用米汤、蛋汤补给。饮食以半流质为主,以增加体内水分,满足机体需要。

3. 营养充分

小儿患毛细支气管炎时营养物质消耗较大,加之发热及细菌毒素影响胃肠功能,消化吸收不良,因而患儿体内营养缺乏是不容忽视的。对此,家长对患儿要采取少量多餐的方法,给予清淡、营养充分、均衡易消化吸收的半流质或流质饮食,如稀饭、煮透的面条、鸡蛋羹、新鲜蔬菜、水果汁等。

4. 翻身拍背

患儿咳嗽、咳痰时,表明支气管内分泌物增多,为促进分泌物顺利排出,可用雾化吸入剂帮助祛痰,每日2~3次,每次5~20分钟。如果是婴幼儿,除拍背外,还应帮助翻身,每1~2小时一次,使患儿保持半卧位,有利痰液排出。

5. 退热

毛细支气管炎时多为中低热,如果体温在38.5℃以下,一般无需给予退热药,主要针对病因治疗,从根本上解决问题。如果体温高,较大儿童可予物理降温,即用冷毛巾头部湿敷或用温水擦浴,但幼儿不宜采用此方法,必要时应用药物降温。

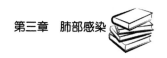

6.保持家庭良好环境

患儿所处居室要温暖,通风和采光良好,并且空气中要有一定湿度,防止过分干燥。如果家中有吸烟者最好戒烟或去室外吸烟,防止烟害对患儿的不利影响。

(三)疾病预防

首先要注意小孩的冷热,不要穿得太热,要让他有适当的耐寒锻炼。气温较高,不要只想着怕小孩冷,而更重要的是随时要注意不要让小孩热着了,免得汗湿衣服更容易感冒。如果孩子感冒,要尽可能早的给点药治疗,不要延误病情。

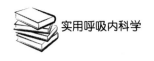

第四章　肺部合并症

第一节　肝肺综合征

肝肺综合征是在慢性肝病和/或门脉高压的基础上出现肺内血管异常扩张、气体交换障碍、动脉血氧合作用异常,导致的低氧血症及一系列病理生理变化和临床表现,临床特征为:排除原发心肺疾患后的三联征——基础肝脏病、肺内血管扩张和动脉血氧合功能障碍。肺气体交换障碍导致的动脉血液氧合作用异常——肺泡气-动脉血氧分压差上升、低氧血症,是肝肺综合征的重要生理基础。肝肺综合征是终末期肝脏病的严重肺部并发症。

一、病因

引发低氧血症的肝病病因:各种急、慢性肝病均可伴有肺血管异常和动脉低氧血症,最主要的是慢性肝病导致的肝硬化,特别是隐源性肝硬化、酒精性肝硬化、肝炎肝硬化及原发性胆汁性肝硬化。门静脉高压可能是肝肺综合征的主要发病因素,并未发现其与肝硬化严重程度具有相关性。肝肺综合征的发生发展是多种因素作用的结果,不能单纯用门脉高压或肝功能不全来解释。

二、临床表现

本病由原发性肝病引起的肺内血管扩张和动脉氧合不足所构成的三联征,临床以原发肝病及肺部病变为特点,肝肺综合征特征性表现是直立位型呼吸困难、低氧血症、发绀。

（一）原发肝病临床表现

由于肝细胞功能损害程度及并发症不同有很大差别,最常见的有肝掌、蜘蛛痣、黄疸、肝脾大、腹腔积液、消化道出血、肝功能异常等。肝肺综合征与肝病病因及程度无关,部分肝病稳定的患者也可出现肺功能进行性减退表现。肺血管扩张（肺蜘蛛痣）常在有皮下蜘蛛痣的肝病患者中发现,易发生低氧血症,皮下蜘蛛痣被认为是有肝外侵犯的标志。

（二）肺功能障碍的临床表现

患者无原发性心肺疾病，多数在肝病基础上逐渐出现呼吸系统表现，如发绀、呼吸困难、杵状指（趾）、直立性缺氧、仰卧呼吸等。进行性呼吸困难是肝肺综合征最常见的肺部症状，发绀是惟一可靠的临床体征，仰卧呼吸、直立性缺氧是本症最具特征性表现。肺部检查一般无明显阳性体征。

三、症状

由于肝肺综合征是由原发性肝病引起的肺内血管扩张和动脉氧合不足所构成的三联征，故其临床表现以原发肝病及肺部病变为主要临床特点。

（一）原发肝病

各种肝病均可发生肝肺综合征，但以慢性肝病最为常见，尤其是各种原因引起的肝硬化如隐源性肝硬化、酒精性肝硬化、肝炎肝硬化、坏死后肝硬化及胆汁性肝硬化等。多数病人以各种肝病的临床表现而就诊，而此时尚缺乏呼吸系统症状。其各种肝病的临床表现由于病因、病程及肝细胞功能损害程度及并发症不同而又有很大差别，其中最常见的临床表现有肝掌、蜘蛛痣、黄疸、肝脾大、腹水、消化道出血、肝功能异常等，但与肝肺综合征之间并无明显相关性。部分临床上肝病相当稳定的患者也可出现肺功能进行性减退的临床表现。有资料显示如在慢性肝病、肝硬化患者出现蜘蛛痣则提示可能有肺血管床的异常改变。甚至有人认为具有蜘蛛痣体征者，全身及肺血管扩张明显，气体交换障碍严重，提示其可能为肺血管扩张的表皮标记。

（二）肺功能障碍

由于本病患者无原发性心肺疾病。多数患者是在各种肝病的基础上逐渐出现呼吸系统表现，如发绀、呼吸困难、杵状指（趾）、直立性缺氧、仰卧呼吸等。其中，进行性呼吸困难是肝肺综合征最常见的肺部症状，Binay 等认为发绀是惟一可靠的临床体征，仰卧呼吸、直立性缺氧是本征最具特征性的表现。肺部检查一般无明显阳性体征。少数患者可在无各种肝病的临床表现时以运动性呼吸困难为主诉就诊，临床应予以重视，以防误诊。国内高志等曾报道 2 例肝肺综合征患者以发绀、活动后心慌、气短为主诉就诊的病例，发现同时伴有肝硬化临床表现（如肝掌、蜘蛛痣、肝脾肿大、腹水），利于本病诊断。如肝病患者同时合并其他肺部疾患（如慢支、肺气肿及肺炎、胸腔积液等）可与肝肺综合征同时并存，则可出现明显的呼吸道症状，应注意鉴别。有资料研究表明：肝肺综合征患者从最初出现呼吸困难到明确诊断平均需要 2～7 年的时间，也

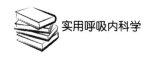

有约18%的患者在肝病诊断明确时即已出现呼吸困难。

1. 直立性缺氧

患者由仰卧位改为站立位时 PaO_2 降低 C > 10%。

2. 仰卧呼吸

患者由仰卧位改为站立位时出现心慌、胸闷、气短症状,患者回复仰卧位状态上述症状改善。

据 Krowka 报道,约80% ~ 90%的肝肺综合征出现上述两项表现,是由于肝肺综合征患者肺部血管扩张主要分布于中、下肺野,当患者从仰卧位到站立位时,在重力的作用下,中下肺血流增加,加重了低氧血症引起的。虽然上述两项表现不是肝肺综合征所特有,但提示了患者肺内血管系统有明显异常。如各种肝病患者出现上述两项表现,应行进一步检查以便确认。

四、检查

(一)肺功能测定

可测定肺活量、最大通气量、功能残气量、肺总量、呼吸储备容积、R/T、一秒钟用力呼气容积量、肺一氧化碳弥散量等。在无明显胸、腹腔积液的肝肺综合征患者虽然肺容量及呼气量可基本正常,但仍有较明显的弥散量改变,即使校正血红蛋白后仍明显异常。

动脉血气分析:肝肺综合征时肺泡氧分压下降,小于 70mmHg; SaO_2 下降,小于 90%。直立位和仰卧位时 PaO_2 下降,大于 10mmHg; $A - aPO_2$ 梯度上升 15 ~ 20mmHg。呼吸室内空气和 100% 氧气时 PaO_2 测定也有重要价值。$A - aPO_2$ 较 PaO_2 更灵敏,可作为肝肺综合征的主要诊断依据。

(二)超声心动扫描

经胸壁超声心动图和经食管超声心动图可以鉴别病变部位,经食管超声心动图比经胸壁超声心动图敏感性更高,且与气体交换障碍有相关性。

(三)肺血管造影

Ⅰ型——弥漫性前毛细血管扩张:弥漫分布的蜘蛛样影像,弥漫分布的海绵状或污渍样影像,吸 100% 氧气可以使 PaO_2 升高。Ⅱ型——断续的局部动脉畸形或交通支:孤立的蚯蚓状或团状影像,吸 100% 氧气对 PaO_2 无影响。

(四)CT 检查

肝肺综合征患者部 CT 可显示肺远端血管扩张,有大量异常的末梢分支,可提示肝肺综合征的存在,但无特异性。

（五）胸部 X 线

肝肺综合征表现无特异性,立位时 X 线胸片可见到在两肺基底部显示间质性浸润,为血管扩张的阴影,平卧时消失,尚需与肺间质纤维化相鉴别。

五、诊断

符合下列条件的可以诊断为肝肺综合征:

①急、慢性肝脏疾病,肝功能障碍不一定很明显。

②无原发性心肺疾病,X 线胸片正常或有间质结节状阴影。

③肺气体交换异常,有或无低氧血症,$A - aPO_2$ 梯度大于 15mmHg。

④对比增强超声波心动扫描和（或）肺灌注扫描、肺血管造影存在肺血管扩张和（或）肺内血管短路。

⑤直立位缺氧、气短、发绀,肺骨关节病。

六、治疗

（一）一般治疗

包括治疗原发病,改善肝脏功能或延缓肝硬化的进程,减低门静脉压力,有可能减少肺内右向左分流。

（二）吸氧及高压氧舱

适用于轻型、早期肝肺综合征患者,可以增加肺泡内氧浓度和压力,有助于氧弥散。

（三）栓塞治疗

适用于孤立的肺动静脉交通支的栓塞,即肺血管造影 Ⅱ 型的肝肺综合征患者。

（四）经颈静脉肝内门体分流术

可改善肝肺综合征患者的氧合作用,PaO_2 和肺泡动脉氧分压差均可明显改善,患者呼吸困难的症状好转。

（五）原位肝移植

是肝肺综合征的根本性治疗方法,可逆转肺血管扩张。肝肺综合征合并的进行性低氧血症可作为肝移植的适应证。

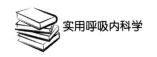

（六）肝肺综合征的药物治疗

进展缓慢，疗效不满意。奥曲肽为强效的血管扩张神经肽抑制物，被认为可通过阻断神经肽、血管活性肽、抑制胰高血糖素等环节，减少肝肺综合征患者的肺内动静脉分流。烯丙哌三嗪能改善慢性阻塞性肺病的通气/血流比例，能使缺氧肺血管收缩，从而改善肺通气/血流比例。亚甲蓝临床应用可以增加肺血管阻力和体循环血管阻力，改善肝肺综合征患者的低氧血症和高动力循环。目前药物治疗均未得到公认。

七、预后

肝硬化患者出现 HPS 预后较差。因为 HPS 常使肝脏功能进行性恶化。从出现呼吸困难到确诊 HPS 的时间为（4.8 ± 2.5）年，一旦出现呼吸困难，2.5 年的病死率为41%。尚缺乏有效的药物来控制 HPS 的发展，但随着人类对其发病机制认识深入，尤其是肺内血管扩张机制的阐明可以指导临床药物治疗方向和新型药物的开发（如特异性的 NOS 抑制剂），为 HPS 的治疗提供新途径。

第二节　慢性肾衰竭的呼吸系统并发症

一、慢性肾衰竭

慢性肾衰竭是指各种原因造成慢性进行性肾实质损害，致使肾脏明显萎缩，不能维持基本功能，临床出现以代谢产物潴留，水、电解质、酸碱平衡失调，全身各系统受累为主要表现的临床综合征。

（一）病因

主要病因有原发性肾小球肾炎、慢性肾盂肾炎、高血压肾小动脉硬化、糖尿病肾病、继发性肾小球肾炎、肾小管间质病变、遗传性肾脏疾病以及长期服用解热镇痛剂及接触重金属等。

应力争明确慢性肾衰竭的病因，应搞清楚肾脏损害是以肾小球损害为主，还是以肾间质小管病变为主，抑或以肾血管病变突出，以便根据临床特点，有针对性治疗。

应查明促使慢性肾衰竭肾功能进行性恶化的可逆性因素，如感染，药物性肾损害，代谢性酸中毒，脱水，心力衰竭，血压降低过快，过低等。

应注意寻找加剧慢性肾衰竭肾功能进行性恶化减退的某些因素，如高血压，高血脂,高凝状态,高蛋白质饮食摄入,大量蛋白尿等。

（二）分期

慢性肾衰竭时称尿毒症,不是一种独立的疾病,是各种病因引起肾脏损害并进行性恶化,当发展到终末期,肾功能接近于正常10%～15%时,出现一系列的临床综合症状。

由于肾功能损害多是一个较长的发展过程,不同阶段,有其不同的程度和特点,我国传统地将肾功能水平分成以下几期:

1. 肾功能代偿期

肾小球滤过率（GFR）≥正常值1/2时,血尿素氮和肌酐不升高、体内代谢平衡,不出现症状（血肌酐（Scr）在133～177μmol/L（2mg/dl））。

2. 肾功能不全期

肾小球滤过率（GFR）＜正常值50%以下,血肌酐（Scr）水平上升至177μmol/L（2mg/dl）以上,血尿素氮（BUN）水平升高＞7.0mmol/L（20mg/dl）,病人有乏力,食欲不振,夜尿多,轻度贫血等症状。

3. 肾功能衰竭期

当内生肌酐清除率（Ccr）下降到20ml/min以下,BUN水平高于17.9～21.4mmol/L（50～60mg/dl）,Scr升至442μmol/L（5mg/dl）以上,病人出现贫血,血磷水平上升,血钙下降,代谢性酸中毒,水、电解质紊乱等。

4. 尿毒症终末期

Ccr在10ml/min以下,Scr升至707μmol/L以上,酸中毒明显,出现各系统症状,以致昏迷。

二、临床表现

（一）消化系统

是最早、最常见症状。

①厌食（食欲不振常较早出现）。

②恶心、呕吐、腹胀。

③舌、口腔溃疡。

④口腔有氨臭味。

⑤上消化道出血。

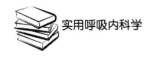

（二）血液系统

1. 贫血

是尿毒症病人必有的症状。贫血程度与尿毒症（肾功能）程度相平行，促红细胞生成素（EPO）减少为主要原因。

2. 出血倾向

可表现为皮肤、黏膜出血等，与血小板破坏增多、出血时间延长等有关，可能是毒素引起的，透析可纠正。

3. 白细胞异常

白细胞减少，趋化、吞噬和杀菌能力减弱，易发生感染，透析后可改善。

（三）心血管系统

是肾衰最常见的死因。

1. 高血压

大部分病人（80%以上）有不同程度高血压，可引起动脉硬化、左室肥大、心功能衰竭。

2. 心功能衰竭

常出现心肌病的表现，由水钠潴留、高血压、尿毒症性心肌病等所致。

3. 心包炎

尿素症性或透析不充分所致，多为血性，一般为晚期的表现。

4. 动脉粥样硬化和血管钙化

进展可迅速，血透者更甚，冠状动脉、脑动脉、全身周围动脉均可发生，主要是由高脂血症和高血压所致。

（四）神经、肌肉系统

1. 早期

疲乏、失眠、注意力不集中等。

2. 晚期

周围神经病变，感觉神经较运动神经显著。

3. 透析失衡综合征

与透析相关，常发生在初次透析的病人。尿素氮降低过快，细胞内外渗透压失衡，引起颅内压增加和脑水肿所致，表现恶心、呕吐、头痛，严重者出现惊厥。

（五）肾性骨病

是指尿毒症时骨骼改变的总称。低钙血症、高磷血症、活性维生素 D 缺乏等可诱发继发性甲状旁腺功能亢进；上述多种因素又导致肾性骨营养不良（即肾性骨病），包括纤维囊性骨炎（高周转性骨病）、骨软化症（低周转性骨病）、骨生成不良及混合性骨病。肾性骨病临床上可表现为：

①可引起自发性骨折。

②有症状者少见，如骨酸痛、行走不便等。

（六）呼吸系统

①酸中毒时呼吸深而长。

②尿毒症性支气管炎、肺炎（蝴蝶翼）、胸膜炎等。

（七）皮肤症状

皮肤瘙痒、尿素霜沉积、尿毒症面容，透析不能改善。

（八）内分泌功能失调

主要表现有：

肾脏本身内分泌功能紊乱如 1,25（OH）2 维生素 D3、红细胞生成素不足和肾内肾素－血管紧张素 Ⅱ 过多。

外周内分泌腺功能紊乱大多数病人均有继发性甲旁亢（血 PTH 升高）、胰岛素受体障碍、胰高血糖素升高等。约 1/4 病人有轻度甲状腺素水平降低。部分病人可有性腺功能减退，表现为性腺成熟障碍或萎缩、性欲低下、闭经、不育等，可能与血清性激素水平异常等因素有关。

（九）并发严重感染

易合并感染，以肺部感染多见。感染时发热可无正常人明显。

三、治疗

（一）饮食治疗

给予优质低蛋白饮食 0.6 克/（公斤体重·天）、富含维生素饮食，如鸡蛋、牛奶和瘦肉等优质蛋白质。病人必须摄入足量热卡，一般为 30 ~ 35 千卡/（公斤体重·天）。必要时主食可采用去植物蛋白的麦淀粉。

低蛋白饮食加必需氨基酸或 α－酮酸治疗，应用 α－酮酸治疗时注意复查血钙浓度，高钙血症时慎用。在无严重高血压及明显水肿、尿量 >1000ml/天者，食盐 2 ~ 4

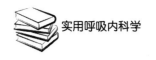

克/天。

（二）药物治疗

1. CRF 药物治疗的目的

（1）缓解 CRF 症状，减轻或消除病人痛苦，提高生活质量。

（2）延缓 CRF 病程的进展，防止其进行性加重。

（3）防治并发症，提高生存率。

2. 纠正酸中毒和水、电解质紊乱

（1）纠正代谢性中毒：代谢性酸中毒的处理，主要为口服碳酸氢钠。中、重度病人必要时可静脉输入，在 72 小时或更长时间后基本纠正酸中毒。对有明显心功能衰竭的病人，要防止 NaHCO3 输入总量过多，输入速度宜慢，以免使心脏负荷加重甚至心功能衰竭加重。

（2）水钠紊乱的防治：适当限制钠摄入量，一般 NaCl 的摄入量应不超过 6～8g/d。有明显水肿、高血压者，钠摄入量一般为 2～3g/d（NaCl 摄入量 5～7g/d），个别严重病例可限制为 1～2g/d。也可根据需要应用袢利尿剂（呋塞米、布美他尼等），噻嗪类利尿剂及贮钾利尿剂对 CRF 病疗效甚差，不宜应用。对急性心功能衰竭严重肺水肿者，需及时给单纯超滤、持续性血液滤过（如连续性静脉－静脉血液滤过）。

对慢性肾衰病人轻、中度低钠血症，一般不必积极处理，而应分析其不同原因，只对真性缺钠者谨慎地进行补充钠盐。对严重缺钠的低钠血症者，也应有步骤地逐渐纠正低钠状态。

（3）高钾血症的防治：肾衰竭病人易发生高钾血症，尤其是血清钾水平 >5.5mmol/L 时，则应更严格地限制钾摄入。在限制钾摄入的同时，还应注意及时纠正酸中毒，并适当应用利尿剂（呋塞米、布美他尼等），增加尿钾排出，以有效防止高钾血症发生。

对已有高钾血症的病人，除限制钾摄入外，还应采取以下各项措施：积极纠正酸中毒，必要时（血钾 >6mmol/L）可静滴碳酸氢钠。给予襻利尿剂：最好静脉或肌肉注射呋塞米或布美他尼。应用葡萄糖－胰岛素溶液输入。口服降钾树脂：以聚苯乙烯磺酸钙更为适用，因为离子交换过程中只释放离钙，不释放出钠，不致增加钠负荷。对严重高钾血症（血钾 >6.5mmol/L），且伴有少尿、利尿效果欠佳者，应及时给予血液透析治疗。

3. 高血压的治疗

对高血压进行及时、合理的治疗，不仅是为了控制高血压的某些症状，而且是为了积极主动地保护靶器官(心、肾、脑等)。血管紧张素转化酶抑制剂、血管紧张素Ⅱ受体拮抗剂、钙通道拮抗剂、祥利尿剂、β-阻滞剂、血管扩张剂等均可应用,以 ACEI、ARB、钙拮抗剂的应用较为广泛。透析前 CRF 病人的血压应 <130/80mmHg,维持透析病人血压一般不超过 140/90mmHg 即可。

4.贫血的治疗和红细胞生成刺激剂的应用

当血红蛋白 <110g/L 或红细胞压积 <33% 时,应检查贫血原因。如有缺铁,应予补铁治疗,必要时可应用 ESA 治疗,包括人类重组红细胞生成素、达依泊丁等,直至 Hb 上升至 110~120g/L。

5.低钙血症、高磷血症和肾性骨病的治疗

当 GFR <50ml/min 后,即应适当限制磷摄入量。当 GFR <30ml/min 时,在限制磷摄入的同时,需应用磷结合剂口服,以碳酸钙、枸橼酸钙较好。对明显高磷血症(血清磷 >7mg/dl)或血清 Ca、P 乘积 >65 者,则应暂停应用钙剂,以防转移性钙化的加重。此时可考虑短期服用氢氧化铝制剂或司维拉姆,待 Ca、P 乘积 <65 时,再服用钙剂。

对明显低钙血症病人,可口服钙三醇;连服 2~4 周后,如血钙水平和症状无改善,可增加用量。治疗中均需要监测血 Ca、P、PTH 浓度,使透析前 CRF 病人血 IPTH 保持在 35~110pg/ml;使透析病人血钙磷乘积 <55mg2/dl2,血 PTH 保持在 150~300pg/ml。

6.防治感染

平时应注意防止感冒,预防各种病原体的感染。抗生素的选择和应用原则,与一般感染相同,唯剂量要调整。在疗效相近的情况下,应选用肾毒性最小的药物。

7.高脂血症的治疗

透析前 CRF 病人与一般高血脂者治疗原则相同,应积极治疗。但对维持透析病人,高脂血症的标准宜放宽,如血胆固醇水平保持在 250~300mg/dl,血甘油三酯水平保持在 150~200mg/dl 为好。

8.口服吸附疗法和导泻疗法

口服吸附疗法(口服氧化淀粉或活性炭制剂)、导泻疗法(口服大黄制剂)、结肠透析等,均可利用胃肠道途径增加尿毒症毒素的排出。上述疗法主要应用于透析前 CRF 病人,对减轻病人氮质血症起到一定辅助作用。

9.其他

(1)糖尿病肾衰竭病人:随着 GFR 不断下降,必须相应调整胰岛素用量,一般应逐

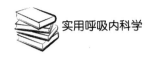

渐减少。

(2)高尿酸血症:通常不需治疗,但如有痛风,则予以别嘌醇。

(3)皮肤瘙痒:外用乳化油剂,口服抗组胺药物,控制高磷血症及强化透析或高通量透析,对部分病人有效。

(三)尿毒症期的替代治疗

当 CRF 病人 GFR 6~10ml/min(血肌酐 >707μmol/L)并有明显尿毒症临床表现,经治疗不能缓解时,则应让病人作好思想准备,进行透析治疗。糖尿病肾病可适当提前安排透析。

1. 透析治疗

(1)血液透析:应预先给病人作动静脉内瘘(位置一般在前臂),内瘘成熟至少需要 4 周,最好等候 8~12 周后再开始穿刺。血透治疗一般每周 3 次,每次 4~6 小时。在开始血液透析 6 周内,尿毒症症状逐渐好转。如能坚持合理的透析,大多数血透病人的生活质量显著改善,不少病人能存活 15~20 年以上。

(2)腹膜透析:持续性不卧床腹膜透析疗法应用腹膜的滤过与透析作用,持续地对尿毒症毒素进行清除,设备简单,操作方便,安全有效。将医用硅胶管长期植入腹腔内,应用此管将透析液输入腹腔,每次 1.5~2L,6 小时交换一次,每天交换 4 次。CAPD 对尿毒症的疗效与血液透析相似,但在残存肾功能与心血管的保护方面优于血透,且费用也相对较低。CAPD 的装置和操作近年已有显著改进,腹膜炎等并发症已大为减少。CAPD 尤其适用于老人、有心血管合并症的病人、糖尿病病人、小儿病人或作动静脉内瘘有困难者。

2. 肾移植

病人通常应先作一个时期透析,待病情稳定并符合有关条件后,则可考虑进行肾移植术。成功的肾移植可恢复正常的肾功能(包括内分泌和代谢功能),使病人几乎完全康复。移植肾可由尸体或亲属供肾(由兄弟姐妹或父母供肾),亲属肾移植的效果更好。要在 ABO 血型配型和 HLA 配型合适的基础上,选择供肾者。肾移植需长期使用免疫抑制剂,以防治排斥反应,常用的药物为糖皮质激素、环孢素、硫唑嘌呤和(或)麦考酚吗乙酯等。近年肾移植的疗效显著改善,移植肾的 1 年存活率约为 85%,5 年存活率约为 60%。HLA 配型佳者,移植肾的存活时间较长。

四、慢性肾衰竭的呼吸系统并发症

慢性肾衰竭患者由于内环境的紊乱及免疫功能的低下,易受体内外致病因素的影响而发生肺部病变,主要有尿毒症肺、肺水肿、胸膜渗出等。

（一）尿毒症肺炎

狭义的尿毒症肺炎是指尿毒症患者在进行胸部 X 线片检查时,显示以肺门为中心向两侧放射的对称型蝶翼状阴影,病变主要是肺水肿;广义的尿毒症肺炎是指患有尿毒症时呼吸系统出现的病理生理改变和临床表现,包括肺水肿、肺钙化,胸膜炎、肺梗死、肺纤维化和肺动脉高压。

1. 病因

（1）肺泡 – 毛细血管通透性增加。

（2）容量负荷增加。

（3）血浆胶体渗透压降低。

（4）左心功能不全。

（5）氧自由基,黏附分子和细胞因子的影响。

（6）呼吸肌功能障碍。

2. 临床表现

（1）呼吸困难:尿毒症肺炎临床最主要的症状是呼吸困难,但能平卧。病情严重时,气促明显,呈深大呼吸。如病情进一步发展至肺间质纤维化,则可出现明显的渐进性呼吸困难,发绀加重。部分患者无呼吸道症状,多数患者体检肺部可闻及湿性啰音,少数患者也可闻及干啰音,约半数患者伴有胸膜炎的症状和体征。

（2）咳嗽:痰量较少,多为黏痰。中小量咯血为尿毒症肺炎的重要症状,可作为有些患者的首发症状,但咯血量少,常常只是痰中带血。合并感染时,出现大量黄脓痰。

（3）发热:体温在 38℃ 左右,多为肺或其他部位并发感染。

（4）尿毒症症状。

3. 检查

（1）胸部 X 线检查:X 线胸片显示与感染不相符。典型表现为双下肺 X 线片显示广泛的小片状或大片状渗出性阴影,并可在短期内迅速变化。按病情发展的不同阶段可分为 4 期:肺淤血期或肺静脉高压期主要表现为肺纹理增多,双肺门影增大、模糊,中下肺叶呈毛玻璃样改变;肺间质水肿期肺门周围支气管和血管断面外径增粗,边缘模糊,称为"袖口征",可合并有胸膜下水肿;肺泡性水肿期胸片可出现大片或小片状、密度较低、均匀且边缘模糊的阴影,右肺较左肺明显,最典型的表现为碟形或蝙蝠翼状改变,但较少见;肺间质纤维化期 X 线表现为肺叶内多数条索状及网状结节阴影。其他:可有单侧或双侧胸腔积液、心包积液、胸膜增厚及心脏扩大等征象。其中肺淤血期

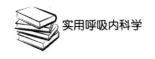

和间质肺水肿期较多见。

（2）血液检查：白细胞总数及中性粒细胞计数比值不增高。

（3）动脉血气分析：血气分析结果呈代谢性酸中毒、低氧血症。早、中期$PaCO_2$下降或正常，当$PaCO_2$明显升高时，提示病情危重。

（4）肺功能检测：肺活量和用力呼气肺活量及1s用力呼气容量均低于正常预计值。尿毒症患者肺通气功能，弥散功能和大小气道通气功能均有下降，表现为用力呼气一秒率、50%和25%肺活量最大呼气流量均下降，一氧化碳弥散量下降。

4. 诊断

尿毒症肺炎的诊断依据：

（1）有严重的肾脏病，检测肾功能符合尿毒症标准。

（2）少尿、无尿、水钠摄入过多或透析超滤不充分。

（3）呼吸困难，但能平卧。

（4）X线胸片显示为双下肺广泛的小片状或大片状渗出性阴影，并可在短期内迅速变化。

（5）血液检查白细胞总数及中性粒细胞计数比值不增高，痰培养无病原菌，X线胸片表现与感染不相符。

（6）动脉血气分析结果为低氧血症和代谢性酸中毒。

（7）肺功能检测弥散功能下降出现最早且一直存在，限制性通气改变占51%以上。

（8）抗感染效果不明显，血液透析疗效明显。

5. 治疗

（1）血液透析：血液透析疗效明显。可除去多余的水分和尿毒素，是目前临床最基本、最重要的治疗手段。透析后通气功能的恢复早于弥散功能的恢复，尤其是小气道通气功能恢复快，这可能与小气道水肿易缓解而肺泡水肿消退较慢有关。

（2）腹膜透析：在严格控制腹透液量和腹内压情况下，透析3个月，肺功能会有明显改善。

但尿毒症患者，应少用这种透析方式，因为腹透液植入＞3L时，使膈肌抬高，造成肺下叶塌陷、肺不张、肺炎、胸腔积液等肺部并发症，直接影响肺功能，特别是弥散功能下降最明显。

（3）肾移植：肾移植现已成为治疗尿毒症的重要手段。

（4）其他治疗：防治肺部感染口服或静脉注射一些抗病毒、抗菌药物。

加强营养和防治贫血低蛋白、低磷饮食,补充足够的必需氨基酸和维生素类。必要是采用氨基酸疗法。按常规量供给维生素 B 族、维生素 C,维生素 B6,需加大量供给。必要时予以输血。

减轻心脏负荷,改善肺水肿:限制水、钠的摄入;利尿剂应用:可用呋塞米,疗效不理想时再增加③强心剂应用,应选用半衰期短的洋地黄毒苷和地高辛,一定注意洋地黄的毒性反应;血管紧张素应用酚妥拉明(苄胺唑啉)、硝普钠、硝酸酯类。其他药物:氨茶碱等,改善肺水肿。

对症治疗:止咳药如右美沙芬片、右美沙芬糖浆、咳嗪片、白葡菌止咳片等;化痰药适用痰稠不易咳出者,可选用氨溴索(沐舒坦)、二酰半胱氨酸等;其他根据呼吸困难情况予以吸氧。

(二)肺钙化

肺钙化的产生,通常直觉是肺结核,不过长期咳,也有可能是长期发炎所产生的钙化(肺炎)。就肿瘤而言,比较少看到钙化的部分(肺部),现在肺结核,用抗生素治疗的效果不错。

1.生成缘由

肺钙化的产生,通常直觉是肺结核,不过长期咳,也有可能是长期发炎所产生的钙化(肺炎)。就肿瘤而言,比较少看到钙化的部分(肺部),现在肺结核,用抗生素治疗的效果不错。

还有一个可能是肺栓塞,不过肺功能正常,栓塞的机率不大吧。

肺部钙化点是肺结核痊愈的形式之一。正常肺组织是由肺泡、淋巴微血管、细支气管等组成,呈粉红色。若有相当数量和毒力强的结核杆菌侵入肺组织并在里面生长繁殖,产生代谢产物,使肺组织受到破坏,出现好像变质的奶酪一样的物质,使正常的结构、生理功能消失。医学上称为干酪样坏死。坏死物偏于酸性,不易液化吸收,能长期存在。在机体抵抗力强,或者化疗后,干酪样病灶中的结核杆菌代谢低落,繁殖能力被削弱,病灶失水而干燥,碳酸钙和磷酸钙没着形成钙化。

2.临床症状

钙化斑一般无大碍,只有少数患者可能会有肺部闷胀感觉,如确诊一般不需治疗。

肺部的钙化斑只是人体肺细胞坏死之后产生的一些特殊的变异,人体每天都在进行新陈代谢,一些细胞坏死是正常现象,坏死之后,因为自身循环不畅,从而在肺部中沉着下来,形成钙化斑,在胸透下显示出很像是结石的亮点。一般情况下,这种斑点在胸透检查中只有 0.5cm 左右。钙化斑如同皮肤上长的痣,只是一些坏死细胞的沉着,

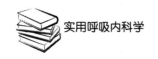

大多数是良性的,而且病人本身大多数都没有什么症状,一般情况下不用处理。

正如资料所言,只要是 0.5 厘米以下,对身体没什么影响,如果在 0.5 厘米以上就要及时到大医院就诊。

如果您实在不放心,就到医院请教真正的医生,开一些药服用,很快就会好的。

（三）肺水肿

肺水肿是指由于某种原因引起肺内组织液的生成和回流平衡失调,使大量组织液在很短时间内不能被肺淋巴和肺静脉系统吸收,从肺毛细血管内外渗,积聚在肺泡、肺间质和细小支气管内,从而造成肺通气与换气功能严重障碍。在临床上表现为极度的呼吸困难,端坐呼吸,发绀,大汗淋漓,阵发性咳嗽伴大量白色或粉红色泡沫痰,双肺布满对称性湿啰音。

1. 病因

肺水肿的病因可按解剖部位分为心源性和非心源性两大类。后者又可以根据发病机制的不同分成若干类型。

（1）心源性肺水肿:在某些病理状态时,如回心血量及右心排出量急剧增多或左心排出量突然严重减少,造成大量血液积聚在肺循环中,使得肺毛细血管静脉压急剧上升。当升高至超过肺毛细血管内胶体渗透压时,一方面毛细血管内血流动力学发生变化,另一方面肺循环淤血,肺毛细血管壁渗透性增高,液体通过毛细血管壁滤出,形成肺水肿。临床上由于高血压性心脏病、冠心病及风湿性心脏瓣膜病所引起的急性肺水肿,占心源性肺水肿的绝大部分。心肌炎、心肌病、先天性心脏病及严重的快速心律失常等也可引起。

（2）非心源性肺水肿:肺毛细血管通透性增加:感染性肺水肿:系因全身和(或)肺部的细菌、病毒、真菌、支原体、原虫等感染所致。吸入有害气体:如光气、氯气、臭氧、一氧化碳、氮氧化合物等。血液循环毒素和血管活性物质:如四氧嘧啶、蛇毒、有机磷、组胺、5－羟色胺等。弥漫性毛细血管渗漏综合征:如内毒素血症、大量生物制剂的应用等。严重烧伤及播散性血管内凝血。变态反应,加药物特异性反应、过敏性肺泡炎等。放射性肺炎:胸部恶性肿瘤大剂量放射治疗可引起肺水肿。尿毒症:尿毒症性肺炎即肺水肿的一种表现。淹溺:淡水和海水的淹溺均可致肺水肿。急性呼吸窘迫综合征:各种原因引起的最为严重的急性肺间质水肿。氧中毒:长时间吸入高浓度氧,可致活性氧自由基增多,造成肺损伤和肺水肿。热射病。

肺毛细血管压力增加:肺静脉闭塞症或肺静脉狭窄。输液过量。

血浆胶体渗透压降低:肝肾疾病引起低蛋白血症。蛋白丢失性肠病。营养不良性低蛋白血症。

（3）淋巴循环障碍：组织间隔负压增高：复张后肺水肿：如气胸、胸腔积液或胸腔手术后导致肺萎陷，快速排气、抽液后肺迅速复张，组织间隔负压增高，发生急性肺水肿。上气道梗阻后肺水肿：各种原因引起的上气道梗阻、经气管插管和气管切开等，梗阻解除后迅速发生的急性肺水肿。

其他复合性因素：高原性肺水肿：因高海拔低氧环境下引起的肺水肿称为高原性肺水肿。药物性肺水肿：如阿司匹林、海洛因、利多卡因、呋喃坦啶、利眠宁、特布他林、美沙酮等。除部分药物与过敏因素有关外，有些药物主要对肺组织直接损伤，或对中枢神经系统的直接性作用而发生急性肺水肿。神经源性肺水肿：可由于颅脑外伤、手术、蛛网膜下腔出血、脑栓塞及颅内肿瘤等致颅内压增高引起的急性肺水肿。

2. 临床表现

肺水肿间质期，患者常有咳嗽、胸闷、轻度呼吸浅速、急促。查体可闻及两肺哮鸣音，心源性肺水肿可发现心脏病体征。PaO_2 和 $PaCO_2$ 均轻度降低。肺水肿液体渗入肺泡后，患者可表现为面色苍白，发绀，严重呼吸困难，咳大量白色或血性泡沫痰，两肺满布湿啰音。血气分析提示低氧血症加重，甚至出现 CO_2 潴留和混合性酸中毒。

3. 检查

（1）化验检查：包括血、尿常规，肝、肾功能，心酶谱和电解质检查，为诊断感染、低蛋白血症、肾脏病、心脏病提供依据。

（2）动脉血气分析：氧分压在疾病早期主要表现为低氧，吸氧能使 PaO_2 明显增高。二氧化碳分压在疾病早期主要表现为低 CO_2，后期则出现高 CO_2，出现呼吸性酸中毒和代谢性酸中毒。

（3）X 线检查：肺泡水肿主要表现为腺泡状致密阴影，呈不规则相互融合的模糊阴影，弥漫分布或局限于一侧或一叶，或从肺门两侧向外扩展逐渐变淡成典型的蝴蝶状阴影。有时可伴少量胸腔积液。但肺含量增加 30% 以上才可出现上述表现。

（4）Swan - Ganz 导管检查：床边进行静脉 Swan - Ganz 导管检查测肺毛细血管楔嵌压（PCWP），可以明确肺毛细血管压增高的肺水肿，但 PCWP 高度不一定与肺水肿程度相吻合。

（5）其他检查：过去许多血管外水测定方法，如 X 线、热指示剂稀释技术、可溶性气体吸入法、经肺电阻抗、CT、磁共振成像等，对肺水肿微血管 - 肺泡屏障损伤的早期判断并不敏感。近年来通过体外测定同位素标记蛋白（常用 99mTc）经肺毛细血管内皮的净流量，评价肺血管内皮通透性；通过测定肺泡对同位素小分子物质（放射性标

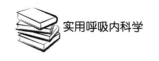

记蛋白、99mTc – DTPA)的清除,评价肺泡上皮的通透性,可较早地判断肺损伤程度。

4. 诊断

根据病史,临床症状、体征及 X 线表现,一般临床诊断并不困难。但是,至今尚缺乏满意、可靠的早期定量诊断肺水肿的方法。临床症状和体征作为诊断依据,灵敏度低,当肺血管外液增加 60% 时,临床上才出现异常征象。X 线检查也只有当肺水量增加 30% 以上时才出现异常阴影。CT 和 MRI 对定量诊断及区分肺充血和肺水肿有一定帮助。血浆胶体渗透压 – 肺毛细血管楔压梯度测定、放射性核素扫描、指示剂稀释法测定肺血管外液、胸部电阻抗测定等,均对早期诊断有所帮助,但尚未应用于临床。血气分析有助了解动脉血氧分压、二氧化碳分压及酸碱平衡的失衡严重程度,并可作为动态变化的随访指标。

5. 治疗

及时发现,采取积极有效的治疗措施,迅速减低肺静脉压及维持足够的血气交换,是抢救成功的关键。治疗措施应在对症治疗的同时,积极治疗病因及诱发因素。

6. 预后

肺水肿的发病率高,预后差,需及时抢救方可挽救患者生命。

第三节　肺动脉高压和肺间质纤维化

一、肺动脉高压

肺动脉高压指肺动脉压力升高超过一定界值的一种血流动力学和病理生理状态,可导致右心衰竭,可以是一种独立的疾病,也可以是并发症,还可以是综合征。其血流动力学诊断标准为:海平面静息状态下,右心导管检测肺动脉平均压≥25mmHg。肺动脉高压是一种常见病、多发病,且致残率和病死率均很高,应引起人们的高度重视。

(一)分类

依据病理表现、血流动力学特征以及临床诊治策略将肺动脉高压分为五大类:

①动脉性肺动脉高压。

②左心疾病所致肺动脉高压。

③缺氧和/或肺部疾病引起的肺动脉高压。

④慢性血栓栓塞性肺动脉高压。

⑤多种机制和/或不明机制引起的肺动脉高压。

（二）临床表现

肺动脉高压的症状是非特异的,早期可无症状,随病情进展可有如下表现:

1. 呼吸困难

最早出现,也最常见。表现为进行性活动后气短,病情严重的在休息时也可出现。

2. 疲劳、乏力、运动耐量减低

与心排量减少,组织灌注不足有关。

3. 晕厥

心排量下降导致脑组织供血不足。

4. 心绞痛或胸痛

右心缺血所致,与右心室肥厚冠状动脉灌流减少,心肌相对供血不足有关。

5. 咯血

肺毛细血管前微血管瘤破裂所致。

6. 声音嘶哑

肺动脉扩张压迫喉返神经所致。

7. 右心衰的症状

食欲缺乏、恶心、呕吐、上腹胀痛,双下肢、会阴、腰骶部水肿,胸腹水,口唇、指尖、耳廓发绀,神经系统症状等。

8. 某些类型肺动脉高压还会有原发病的症状

如结缔组织病相关性肺动脉高压可有脱发、光敏、口腔溃疡、关节炎等。

（三）检查

1. 实验室检查

自身抗体、肝功能与肝炎病毒标志物、HIV 抗体、甲状腺功能检查、血气分析、凝血酶原时间与活动度、BNP 或 NT - proBNP。

2. 心电图

提示右室超负荷、肥厚和右房扩张。

3. 胸片

提示肺动脉高压的征象有:右下肺动脉横径≥15mm,肺动脉段突出≥3mm,中央肺动脉扩张、外周肺血管丢失形成"残根征",右房、右室扩大,心胸比增大。

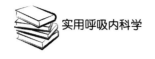

4. 超声心动图

用于估测肺动脉压力，排除其他病因，如先心病、瓣膜病等，还可评价右心功能、判断预后。

5. 肺功能测定

用于明确气道和肺实质病变，重点参考一氧化碳弥散能力。

6. 肺通气/灌注扫描

帮助判断有无肺栓塞。

7. 高分辨率 CT 和增强 CT

提供更详细的肺实质和肺血管影像学信息。

8. 磁共振成像

能直接评估右室形态、大小和功能，也能无创评估部分右心血流动力学特征。

9. 多导睡眠监测

用于排除缺氧性肺动脉高压。

10. 心肺运动试验

可评价心功能、气体交换能力，最大氧耗量和 $EqCO_2$ 可用于预测预后。

11. 6 分钟步行距离

评价患者运动耐量的重要方法。

12. 右心导管检查和急性血管扩张试验

右心导管检查是诊断肺动脉高压的金标准，可准确获得肺循环及右心系统的血流动力学特征。急性血管扩张试验用于判断患者是否对钙离子阻滞剂治疗有反应。

13. 肺动脉造影术

排除肺栓塞、肺动脉肿瘤等。

14. 胸腔镜肺活检

不推荐常规进行。

(四)诊断

识别肺动脉高压高危人群：患分类表中所列举的基础疾病者均为肺动脉高压的高危人群，如患先天性心脏病、结缔组织病、门脉高压、肺部疾病、慢性肺栓塞、HIV 感染等基础疾病者，服用减肥药、中枢性食欲抑制剂者，家族中有特发性肺动脉高压或遗传性肺动脉高压病史者。

肺动脉高压筛查：超声心动图。

肺动脉高压确诊：行右心导管检查。

（五）治疗

1. 一般措施

康复/运动和运动训练、社会心理支持、避孕、疫苗接种。

2. 支持治疗

抗凝药物、利尿剂、洋地黄、吸氧。

3. 靶向药物治疗

目前,已被中国国家食品药品监督管理局批准用于靶向治疗肺动脉高压的药物包括:

（1）波生坦适应证:用于第1、4类肺动脉高压患者。

注意事项:加重水钠潴留和水肿。有肝损害可能,用药前应进行肝功能检查,用药期间应每月查一次肝功能。禁用于妊娠或将妊娠者,有妊娠可能的女性,应每月进行一次妊娠检查。本药还会影响激素类避孕药效果,应采取其他避孕方式。使用前及使用后第1、3月查血红蛋白水平,后每3个月查一次。

（2）安立生坦适应证:用于第1、4类肺动脉高压患者。

注意事项:致胎儿畸形的风险,用药期间要严格避孕,禁用于已经怀孕的及哺乳期妇女。有肝损害可能,用药前应进行肝功能检查,用药期间应每月查一次肝功能。不良反应:体液潴留、心衰、超敏反应、贫血等。

（3）伊洛前列素适应证:用于第1、4类肺动脉高压患者。

注意事项:不良反应:血管扩张,头疼、咳嗽、低血压。肝功能异常、肾功能衰竭者,应考虑减量。出血性疾病、妊娠哺乳期妇女禁用,注意避孕。

（4）曲前列尼尔适应证:用于第1、4类肺动脉高压患者。

注意事项:不良反应有疼痛、腹泻、下颌疼痛、水肿、血管扩张以及恶心等。

4. 介入治疗

先天性心脏病相关性肺动脉高压:有适应证的,可进行介入封堵治疗。

慢性血栓栓塞性肺动脉高压及大动脉炎累及肺动脉者:有适应证者,可行肺血管球囊扩张术和支架置入。

球囊房间隔造口术:用于接受最佳药物联合治疗仍无效的肺动脉高压患者,而mRAP >20mmHg,静息状态下动脉氧饱和度 <85% 的终末期患者禁做。

5. 手术治疗

肺动脉血栓内膜剥脱术:是慢性血栓栓塞性肺高压首选治疗措施,适应证为心功能Ⅲ、Ⅳ级,肺动脉平均压达 30mmHg 以上,肺血管阻力 >300dyn · s/cm,血栓位于肺

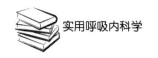

段以上动脉手术能达到者。

肺移植术:对于药物治疗无效的肺动脉高压患者者推荐做肺移植手术。

（六）预防

一级预防:针对普通人群,提倡健康的生活方式,戒烟、限酒、慎用减肥药等。

二级预防:针对高危人群,特别是患分类表中列举的基础疾病者,如先天性心脏病、结缔组织病、门脉高压、肺部疾病、慢性肺栓塞、HIV 感染,服用减肥药、中枢性食欲抑制剂,家族中有特发性肺动脉高压或遗传性肺动脉高压病史者,应注意监测,积极控制、治疗原发病,及时发现肺动脉高压。

三级预防:针对肺动脉高压患者,应改善预后,积极治疗,避免怀孕、感冒、重体力活动等加重肺动脉高压病情的因素。

二、肺间质纤维化

弥漫性肺间质纤维化是由多种原因引起的肺间质的炎症性疾病,病变主要累及肺间质,也可累及肺泡上皮细胞及肺血管。病因有的明确,有的未明。明确的病因有吸入无机粉尘如石棉、煤;有机粉尘如霉草尘、棉尘;气体如烟尘、二氧化硫等;病毒、细菌、真菌、寄生虫感染;药物影响及放射性损伤。本病属中医"咳嗽""喘证""肺痿"等范畴。

（一）病因

弥慢性肺间质纤维化是由多种原因引起的肺间质的炎症性疾病,病变主要累及肺间质,也可累及肺泡上皮细胞及肺血管。病因有的明确,有的未明。

环境因素:有吸入无机粉尘如石棉、煤;有机粉尘如霉草尘、棉尘;还有烟尘、二氧化硫等有毒气体的吸入。

病毒、细菌、真菌、寄生虫等引起的反复感染,常为此病急性发作的诱因,又是病情加重的条件。

药物影响及放射性损伤。

继发于红斑狼疮等自身免疫性疾病。

（二）病理

复杂的致病因素激发各种细胞活素、组胺、蛋白酶、氧化剂等形成免疫复合物与肺泡巨噬细胞、中性白细胞、淋巴细胞和成纤维母细胞共同聚集于肺间质,形成肺间质炎症,致使肺间质成纤维细胞和过量的胶原蛋白沉积,产生疤痕和肺组织的破坏,终成肺间质纤维化。此病呈慢性进展进性行加重,为肺系疾病中的疑难重症。晚期出现肺动脉高压的原因和高血压不同。一般认为肺动脉高压的原因是肺小动脉痉挛,但从患者的临床表现推测应该是肺毛细血管通过障碍所致。正常人的肺泡区总面积约 100 平方米,大约相当于一个网球场大小,担负着全身的氧和二氧化碳的交换作用。它的通过能力和全身其他组织器官毛细血管的通过能力应该是平衡的。无论是肺泡炎还是纤维化,这种弥散性损害使肺泡的毛细血管的通透能力下降,从右心室泵出的血液不能顺利通过肺泡完成气体交换,打破了小循环和大循环血量的平衡,致使肺动脉压力增高,严重时可发展为右心室衰竭。

1. 肺间质纤维化的症状

约 15% 的 IPF 病例呈急性经过,常因上呼吸道感染就诊而发现,进行性呼吸困难加重,多于 6 个月内死于呼吸循环衰竭。绝大数 IPF 为慢性型(可能尚有介于中间的亚急性型),虽称慢性,平均生存时间也只有 3.2 年。慢性型似乎并非急性型演变而来,确切关系尚不了解。

(1)主要症状:

① 呼吸困难劳力性呼吸困难并进行性加重,呼吸浅速,可有鼻翼搧动和辅助肌参予呼吸,但大多没有端坐呼吸。

② 咳嗽、咳痰早期无咳嗽,以后可有干咳或少量粘液痰。易有继发感染,出现粘液脓性痰或脓痰,偶见血痰。

③ 全身症状可有消瘦、乏力、食欲不振、关节酸痛等,一般比较少见。急性型可有发热。

(2)常见体征:

① 呼吸困难和紫绀。

② 胸廓扩张和膈肌活动度降低。

③ 两肺中下部 Velcro 罗音,具有一定特征性。

④ 杵状指趾。

⑤ 终末期呼吸衰竭和右心衰竭相应征象。

2. 肺间质纤维化的特点

肺间质纤维化此型在ⅡP 中最为常见(占 65% 左右),50 岁以上的成年人多发,约 2/3 患者年龄大于 60 岁,男性多于女性。临床表现为干咳、呼吸困难等,多数患者可闻及吸气性爆裂音,以双肺底部最为明显,三分之一以上的患者可见杵状指。肺功能异常主要为中至重度限制性通气功能障碍和(或)弥散功能障碍。实验室检查缺乏特征性,10% ~ 25% 的患者血清抗核抗体(ANA)和类风湿因子(RF)阳性。

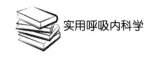

3.肺间质纤维化的传染性

大多数肺炎是不传染的。成人肺炎的细菌感染,以肺炎链球菌最常见,其他病原体包括厌氧菌、金黄色葡萄球菌、流感嗜血杆菌、肺炎衣原体、鹦鹉热衣原体、沙眼衣原体和其他革兰氏阴性杆菌等很多种。这些病原体可能通过人们之间的接触,或者通过人和物的接触传播,但是哪怕感染了这些病原体,只要自身免疫力健全,就不会得肺炎。往往是机体抵抗力下降时,病原体才会乘虚而入,使人发病。

4.肺间质纤维化的注意事项

(1)要保证有足够的休息,还要注意保暖,避免受寒,预防各种感染。注意气候变化,特别是冬春季节,气温变化剧烈,及时增减衣物,避免受寒后加重病情。

(2)要有舒适的居住环境。房间要安静,保持清洁卫生,空气要清新、湿润、流通,避免烟雾、香水、空气清新剂等带有浓烈气味的刺激因素,也要避免吸入过冷、过干、过湿的空气。

(3)饮食方面,饮食上要清淡、易消化,以流质或半流质为主,多吃瓜果蔬菜,多饮水,避免食用辛、酸、麻、辣、油炸的食物及蛋、鱼、虾等易诱发哮喘的食物。不要吃刺激性的食物。总的说来饮食特点应是:饮食必须做到多样化,合理搭配、富有营养、比例适宜,并且宜于消化吸收。

(4)精神上应保持愉快乐观的情绪,防止精神刺激和精神过度紧张。这就要求你要有一个豁达开朗的生活态度,也就是说要保持精神愉快,就要培养"知足常乐"的思想,不过分追求名利和享受要体会"比上不足,比下有余"的道理,这样可以感到生活和心理上的满足。保持精神愉快,还要把日常生活安排得丰富多彩。

(5)远离外源性过敏原,诸如:一些花草(尤其对花粉过敏者)、用羽毛或陈旧棉絮等易引起过敏的物品填充的被褥、枕头、鸟类、动物(宠物或实验饲养者)、木材(红杉尘、软木加工)、蔗糖加工、蘑菇养殖、奶酪、酿酒加工、发霉稻草暴露、水源(热水管道、空调,湿化器,桑那浴)以及农业杀虫剂或除莠剂等。

5.肺间质纤维化的心情调理

(1)让周围的人了解:当你感觉不顺的时候,你所能做的事是有限的。

(2)不要给自己过高的目标。

(3)遇到困难时要善于寻求和接受他人的帮助,如果告诉人们你的需要,人们是乐于帮助你的。

(4)遇到不愉快的事要善于解脱,比如说说笑笑,听听音乐等。

(5)善待自己,懂得享受快乐生活,时不时地嘉奖自己取得的成绩。

（6）可以通过改变饮食习惯来保持大脑神经平衡，因为饮食健康富有营养，可助脑功能健全，在饮食上要注意均衡，多吃富含蛋白质、维生素的食物，要做到少食多餐。

（7）不要借酒浇愁，借酒浇愁可以帮助你暂时放松，但它同时也抑制中枢神经系统，从而加重忧郁感，而且会使人丧失处理事情的理智，只会使事情更糟。

（8）要保证充足的睡眠。

（9）选择自己喜欢的运动，注意不要过度锻炼，锻炼的目的是增强信心，而不是让自己疲惫不堪。养成运动的习惯就会更多的考虑积极的东西，而不会沉迷于无益的悲观中了。

6. 老年人肺间质纤维化的检查

血液学检查：血沉增快，免疫球蛋白增高，没有鉴别意义。但胶原血管病的各种免疫指标检查，有利于其诊断和鉴别诊断。

（1）胸部 X 线平片变化：早期 IPF 患者可显示双下肺野的模糊如磨玻璃样密度增高阴影，提示肺泡性浸润性病变病理基础，为肺泡炎 X 线特征表现。随病程进展，肺野内出现线性条索状纹理，错综如细网格样，称网状影。晚期则出现粗线条和粗网纹，待肺泡闭锁，细支气管代偿扩张成囊状，周围被大量纤维结缔组织包绕时，胸片上即出现蜂窝肺。

多数无纵隔、肺门区淋巴结肿大，胸膜不受侵犯，但常因肺大泡破裂出现气胸。

（2）胸部 CT：由于 CT 没有组织结构上的重叠，且分辨率高，近年来 CT 亦应用于 IPF 的诊断，尤其是高分辨率 CT（HRCT），其效果明显优于胸片和常规 CT，HRCT 可发现胸片上无异常表现的肺内间质性纤维化，并有助于分析病变的形态，分布和严重程度。HRCT 应做选择性扫描，一般作 3 个层面，即主动脉弓水平、气管分叉和膈上 1cm 水平，可代表 3 个肺野区域的病变情况，以减少放射剂量。HRCT 检查呈现不规则线样改变，伴有囊性小气腔。当出现斑片状肺泡性渗出性模糊阴影时，反映炎症病变的活动性，小叶间胸膜增厚也是 IPF 的一种常见征象。由于 CT 能清楚显示纵隔和胸膜，可与一些易侵犯此处的间质病提供鉴别诊断的依据。CT 可看到小、中结节和网结节影，有时可看到大片状高密度病灶，其中可见到扭曲并拢或扩张含气的支气管影像。晚期出现蜂窝肺。在大片纤维化附近可见局限性肺气肿，表现为局部含气量增多肺血管影稀疏。胸膜不规则增厚，尤以中下肺明显呈弥漫性分布。

（3）肺功能检查：一般常规通气功能测定可发现有关限制性通气功能障碍，有的气道阻塞，在与气道阻塞性疾病鉴别很有帮助。IPF 肺功能检测为限制性通气障碍为特征。

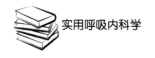

7.肺间质纤维化的诱因

肺间质纤维化大多由于病毒所致,主要为腺病毒、呼吸道合胞病毒、流感病毒、副流感病毒、麻疹病毒等。其中以腺病毒和流感病毒引起的间质性肺炎较多见,也较严重,常形成坏死性支气管炎及支气管肺炎,病程迁延易演变为慢性肺炎。

肺炎支原体也能引起肺间质纤维化。支原体经呼吸道侵入后,主要侵犯细支气管和支气管周围组织,由于无破坏性病变,故能完全恢复。

过敏性肺炎,是由于吸入含有真菌孢子、细菌产物、动物蛋白质或有机物尘埃所引起的非哮喘性变应性肺疾患,以弥漫性肺间质炎为病理特征,能痊愈,不留后遗症。比较少见的,如肺炎链球菌肺炎,金黄色葡萄球菌肺炎的并发症,化脓性炎症扩展到间质组织,引起化脓性间质性肺炎。若炎症继续发展可发生肺脓肿、脓胸等;若病变停止发展,则转向恢复痊愈,但也可形成肺间质纤维化。

(三)临床表现

起病隐匿,进行性加重。表现为进行性气急,干咳少痰或少量白黏痰,晚期出现以低氧血症为主的呼吸衰竭。查体可见胸廓呼吸运动减弱,双肺可闻及细湿罗音或捻发音。有不同程度紫绀和杵状指。晚期可出现右心衰竭体征。

(四)诊断

进行性气急、干咳、肺部湿罗音或捻发音。

X 线检查:早期呈毛玻璃状,典型改变弥漫性线条状、结节状、云絮样、网状阴影、肺容积缩小。

实验室检查:可见 ESR、LDH 增高,一般无特殊意义。

肺功能检查:可见肺容量减少、弥散功能降低和低氧血症。

肺组织活检提供病理学依据。本病应注意与喘息性支气管炎鉴别。

(五)治疗

治疗肺间质纤维化也和治疗其他难度大的疾病一样是一个工程。治疗目的:争取可逆部分和时间,控制病情发展,改善症状,提高生存质量。临床最常见的是与自身免疫性疾病相关的肺泡炎和肺间质纤维化。可以先于自免疫病出现,也可以在自身免疫病发病数年之后出现。早期常常被作为肺部感染治疗。

值得注意的是,当诊断为肺间质纤维化时,人们怀疑其可逆性,往往放弃治疗努力。其实早期大部分是肺泡炎和部分纤维化并存,其肺泡炎是完全可以逆转的。被炎症侵袭的肺泡的修复过程就是吸收和纤维化的过程,其恢复正常肺组织还是纤维化取决于坏死的组织碎片是否能够被完全吸收。如果不能,就会被纤维组织取代。所以当肺部出现损害之后应该尽早进行规范的治疗,以免出现更多的不可逆的纤维化组织,造成肺功能的损害。这一点对医生和患者都同样重要。

1. 西医药治疗

激素治疗:强的松30～40毫克,分2～3次口服,逐渐减量至维持量,5～l0毫克,1日1次。

治疗并发症:抗感染治疗,根据病原菌选择抗生素。

支气管扩张剂:氨茶碱、舒喘灵等。

氧疗:适用于晚期患者。

2. 中医药治疗

(1)肺气虚损:咳喘声低、易疲乏,自汗畏风,易感冒,舌淡苔白,脉细弱。

治法:补益肺气,止咳定喘。

方药:生黄芪30克,生白术、杏仁、紫菀、款冬花、地龙各10克,防风6克,太子参15克,炙麻黄6克,生甘草6克。

中成药:玉屏风颗粒。

(2)气阴两虚,痰淤阻肺:干咳无痰或少痰,喘息气短,动则加甚,神疲乏力,口干咽燥,五心烦热,腰酸膝软,舌淡红、首薄白或少苔,脉细滑或细弱。

治法:补肺滋肾,化痰活血。

方药:太子参、熟地、山萸肉、山药、茯苓各15克,麦冬30克,五味子10克,丹皮10克,泽泻10克,生黄芪30克,百合30克,胡桃肉15克,丹参30克,紫菀10克,川贝粉6克(冲服)。

中成药:生脉饮口服液、六味地黄丸。

(3)脾肾阳虚,淤血内阻:咳喘无力,动则加甚,呼多吸少,下肢浮肿,形寒肢冷,面灰唇紫,舌质淡胖、苔薄白,脉沉细无力。

治法:健脾温肾,化痰活血。

方药:熟附于10克、肉桂5克、熟地15克、山萸肉15克、山药15克、茯苓15克、丹皮10克、泽泻,0克、生黄芪30克、丹参30克、紫菀10克、杏仁10克、地龙10克、仙灵脾10克。

中成药:人参健脾丸,金匮肾气丸。

(六)预防与调养

①注意避寒保暖,防止受凉感冒。

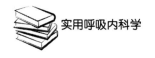

②避免接触病因明确的异物。

③注意饮食营养。

④人参、蛤蚧、川贝粉、红花、冬虫夏草适量,研粉人胶囊,适量服用,或每日食用核桃仁 2~3 个。体可见胸廓呼吸运动减弱,双肺可闻及细湿罗音或捻发音。有不同程度紫绀和杵状指。晚期可出现右心衰竭体征。